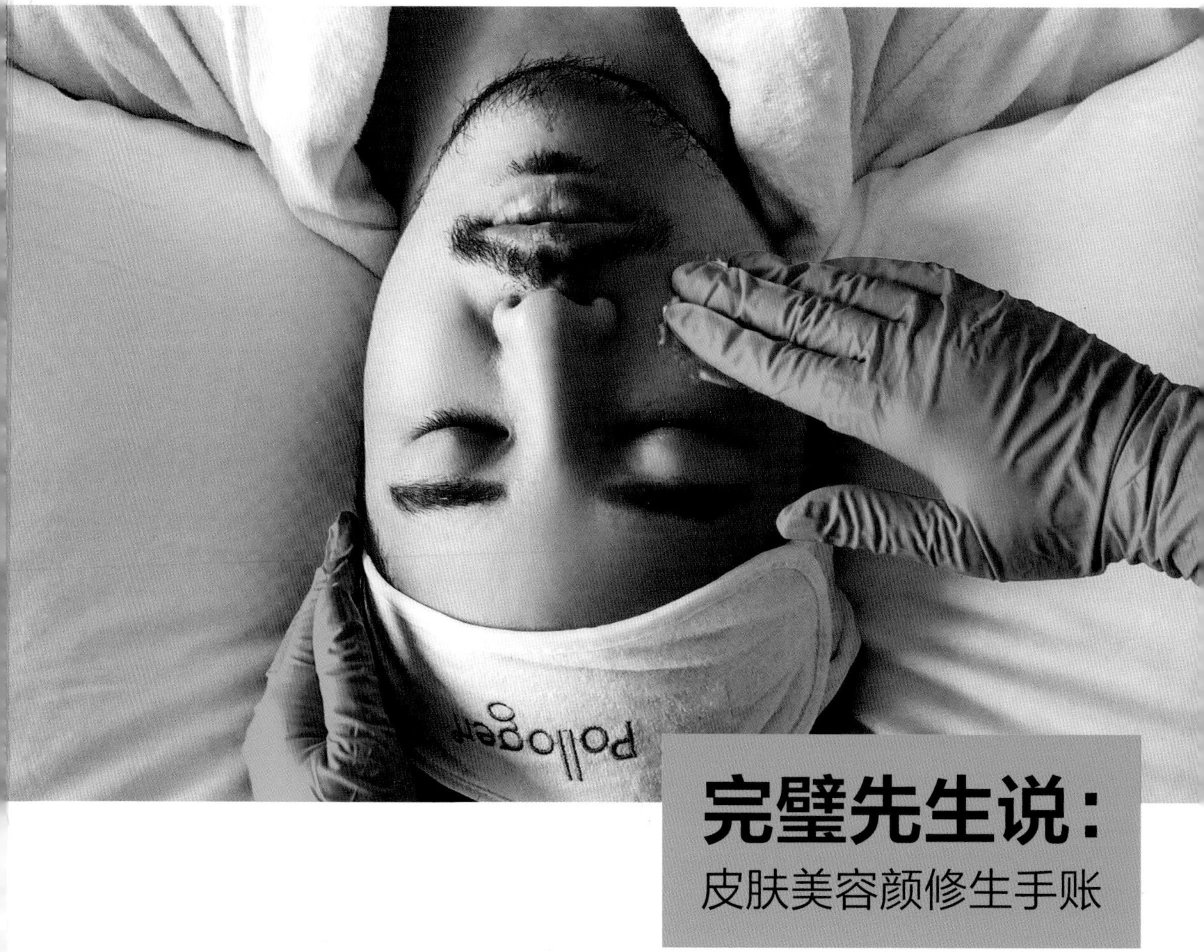

完璧先生说：
皮肤美容颜修生手账

修 桑 著

辽宁科学技术出版社
·沈阳·

不一样的推荐序 1

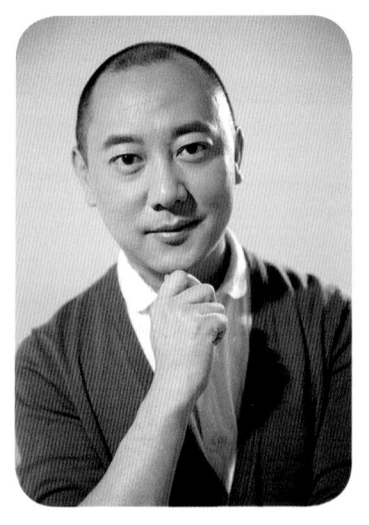

郭亮
电台 DJ
SMG 主持人

接到这个写序的活儿，我很是惴惴了一阵子。然后问修桑："你要什么样的序？"他说："随便（很有他的 Feel）！"说句实话，以我对这个行业的了解，我并不敢多发声音，因为说的人有的不敢整，有的整坏了；而整过的往往不愿说，而且越是整得好的越不愿意说。我身边的美女帅哥同行们，或多或少地进行着各式各样的微整，私下里大家在一起，不免相互比较一番，交流一下心得；当然，面对我们的受众，恐怕绝少有人大咧咧地炫耀自己的整形成果。其实我恨极了这种享受着现代医疗美容所带来的成果，却硬把医美机构关在保姆房里的做法。明明是人家立的功，却非说自己天生丽质，勤勉有加，实在虚伪得不行。

之前在提到"整容"这个词的时候，我最早学会的一个词叫"plastic surgery"，话说如果现在医美行业依然用着"plastic"或相似的词语，我是断然不敢尝试的。感谢身边有着那么多自己爱美，也非要让你也美的好朋友，他们让我有机会尝试用玻尿酸填充泪沟，让自己的眼袋变得不那么明显，进而弱化自己面部的印第安纹和抬头纹。说实话，这些小小的改变让我在参加同学聚会的时候很是自信，当然，如果同学问起，我也会推荐身边好的医生给他。

每去做一次微整形，我都像是上了一堂解剖课或审美课。感谢我所从事的职业，让我有机会认识这个行业当中最优秀的人，他们让我学会分辨注射产品的真伪，让我了解有时缺憾也是美的一部分；他们让我明白，美是由健康的肌肉、蛋白质及血管、神经组成；他们让我知道，每一台医美设备的演进历经了多少痛苦的代价，每一次成功的注射是多少次尝试的结果；他们让我懂得，尽管街头巷尾的所谓医美项目正让这个行业远离大众的认可，可他们依然坚定不向世俗妥协，用自己专业的医学知识让人健康地美下去。

这本书，与其说是一本教你如何选择的书，不如说它是一本优秀从业者的内心独白。它或许措辞"恶毒"，可唯有如此，你才能远离美的陷阱；它或许危言耸听，可是在这个领域，没有一个失败的案例不蕴藏着悲苦。

这是一本你可以一口气读完的书，它不遮遮掩掩，而是直捣黄龙，揭示本相。

掩卷细想时：美或许不真实；可创造美，需要再真实不过的真实。

不一样的推荐序 2

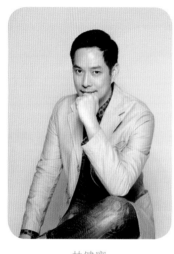

林健寰
中国台湾著名演员
代表作品《怀玉公主》、
《望你早归》等

多年前我曾从事医美行业，并在一场韩国的医美研讨会上，跟修桑有缘相识，刚开始还以为他是一个韩国人。

之后，又在台湾地区的某次医美研究会上遇见他，很长时间的课程，他一堂课也没缺席，很认真地学习！原本想他可能是某家医美诊所或医院的医生，又或是哪家医疗器材的 Sales Assistant……熟悉后一起聊天时，才知修桑是某医美中心和公司的老板。年纪轻轻就才华横溢，我真是有眼不识泰山啊！

现在修桑要出书了，而且是有关如何选择医美的保养方式和技巧的书，这是造福求美者之举啊！

真心祝福修桑，要什么有什么，图书大卖！

不一样的推荐序 3

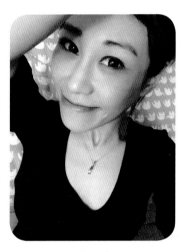

徐明漪
现任《大视野 OPENPAGE》杂志
助理出版人
曾任《ILOOK》杂志 助理出版人

丑的你先睡，美的我已经在看这本书了。爱美之心人皆有之，随着近几年医美技术的迅猛发展，微整形已不再是陌生的技术，谁会拒绝自己变美呢？男人都开始打水光针了，你还不赶紧修整下自己，那就活该找不到男朋友了！

那么问题来了，满大街琳琅满目的产品，怎么选择最适合自己的产品和微整方案呢？修桑的书绝对可以帮到你们。千万不要盲目跟风，流行什么你就打什么，打成了假脸再进行修补是件非常伤财伤力的事。这本书可以令你先学会识别产品，然后了解自己的需求，最后教你用最合理的预算达到最好的效果，做一个独一无二的美女。

我想，每个女人都是天生的公主，都有着一颗爱美的心。我相信，读完这本书并据此付诸实践后，爱美的你一定能够华丽蜕变，变成更好的自己。人要先学会疼爱自己，才会收获更多的幸福。

还不赶紧买！买！买！

不一样的推荐序 4

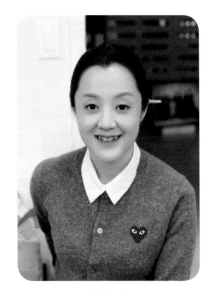

罗咪咪
自然美医美事业处总监

近两年，医疗美容从一个少数人的消费行为逐渐演变成大众化的消费模式，并在中国各地普遍盛行。越来越多的求美者从最初的美容院进入到医疗美容机构，从生活美容转变到医疗美容，如最近几年流行的皮肤管理中心、光电中心和抗衰中心，这些变化无不见证了这个行业正在向着一个大众化的市场蓬勃发展。不管是生活美容还是医疗美容，在发展初期总是形形色色、五花八门，有"正规军"，也有"野战部队"，但是发展的最终结果一定是规范化、法制化，这才是符合长久发展的必然趋势，所以，中国的医疗美容和生活美容，一定会日趋规范，日趋完善。作为消费者，求美的同时千万不能忽视安全和规范，一定要去有正规医疗资质和卫生资质的机构进行医疗操作。因为只有先保障安全，才能保证美丽。这本书，就是指导大家如何正确选择适合自己的产品和真正有效的疗程。用最简单朴实的语句，让大家清清楚楚消费、真真正正美丽。让你透过那些花言巧语的包装，看清美容的本质，选择最正确的变美方法。
希望这本书能够传递出美的正能量，传播出美的新理念，祝成
功！

不一样的推荐序 5

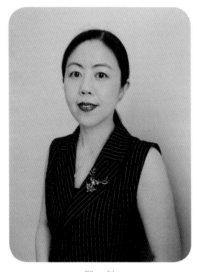

殷 敏
日本皇家学习院大学客座教授
庆应义塾医学博士
美国洛杉矶嘉慧尔医院交流学者
享受国务院政府特殊津贴的名老专家
席德治的关门弟子
执业医师

回顾过去的 16 年（要不要这么老气横秋，暴露年龄啦～），我在国内做过救死扶伤的小医生，在国外做过医学教育的小教授，可以说基本活在线性教条的世界里。所以我的护肤保养，或者说皮肤管理，又或者说年龄管理（抗衰）都始终停留在：基础日化保养＋彩妆修饰（标准的日式状态）。至于效果么，我相信大家都懂的，表面功夫而已。

机缘巧合，我回来了，进入了"乱花渐欲迷人眼"的中国医美新世界。开始真真正正和各种医美项目打交道。专业的辅助医学产品，各种注射、光电仪器、微整手术等，每一个项目、每一个产品都有它让人变美变年轻的实力和效果，但不可否认也都有它的弱势和不足。如何真正认清微整项目的精髓，怎样选择最适合自己的变美方式，如何将治疗的效果提升到最佳，怎样最大限度地减少和避免副作用或不良反应，始终是每一个求美者不懈的追求。但是指导顾客，真的是一件很费神的事情。讲得太专业，他/她理解不了；讲得太肤浅，又表达不够。

在最需要的时候，我有幸认识了修桑，一个思维非常跳跃的，可以将生硬冰冷的高科技用通俗易懂又不失风趣幽默的语言，真真实实地传达给求美者的医者。毫不夸张，这本书无论是给完全不懂医美的"小白"，还是给临床一线的医生品读，都是非常有营养和参考价值的；书的再版胜过一切言语肯定。

期待再次伴着墨香，细细回味书里每一个有趣又专业的那个"点"。

又怎样的自序 6

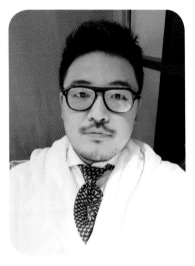

一心想做导游，
却被医美事业耽误了的非畅销书作者，
做作到家的修桑

这是一本严肃的医美书，不是搞笑书。

为什么会想写书呢？是因为医学美容风潮在近年非常流行，但是普及率和认知度还是不太够，所以我才会想用最简单、最口语、最通俗的文字，写一本能让每一个人看得不枯燥又能学到技能的书。好了，其实是因为我想红。

进入这一行已经有 10 个年头了，关于医学美容行业的工作也做过很多，所以知道很多不同医美岗位的人和事。我想说自己虽然不是什么救世主，也没想过要在世界中心呼唤爱，就只是想通过自己力所能及的能力，把一些最简单的知识告诉给更多需要知道这些知识的读者。我也很惊讶，我能这么快地写完这本书！会有人要看吗？所以我很感谢每一位买这本书的读者朋友，也很感谢这些年帮助过我的大哥大姐们（此处应该有泪点）。

这本书应该算是一本再版书了。因为之前曾在香港发行过繁体中文版，时隔 1 年，在内地发行简体中文版的时候，本来觉得序是不是要重新写，后来看了一下，觉得也还没有过时，就沿用了。只是不得不说医美行业的变化真是非常快，关于快的成语我想不出，所以这里只能用快来形容，大家懂其深远意义就好了。只是 1 年的时间就有了很多新的仪器、新的想法、新的工作项目，忙得我焦头烂额，真的只能说变数太多。所以这一版的书是在原有的繁体中文版的基础上做了一些修正和新增，也算是对得起第二次购买的读者吧。

　　总之，就是希望通过这一本书中通俗易懂的文字来揭露一些医美行业的小秘密，帮助你更清楚地选择医美项目。所以我没有写得太深，也没有写得太细，只是写得很有趣、很好懂。

我是才华横溢的目录君

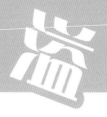

如何选择玻尿酸之类的填充剂

PART 04

整形是一条贼船，上去了就别想下来。

PART 05

一白遮百丑，一胖毁所有啊，各位读者，每一个胖子瘦下来都可能是帅哥或美女，所以趁年轻，再瘦一次吧。

一胖毁所有，还不减肥

肉毒素之必须要表扬它一下

PART 06

人家都在等 iPhone11 了，你还在纠结 ios 系统是不是比安卓系统好用？

PART 07

想做一个上了年纪的小姑娘，其实也不难。

医学美肌疗肤是什么东西

PART 08

不得不说的激光

分手之后，可以潇洒地迅速找回自信，这也许就是保养的意义之一吧。

多功能软手术机是新的设备吗？

PART 09

"你 35 岁了？怎么可能！完全看不出来……"那你就成功啦！

PART 10

最糟的一些医美项目汇总

你用什么样的仪器决定了你是什么层次的消费者。

PART 01

写在前面的废话

如果你能明白"在最美的年纪里，别辜负了最好的自己"这句话的意义，那你可以继续阅读下去。不然，我只能告诉你，容颜分两种：一种是没有老过，另一种是——你没年轻过。

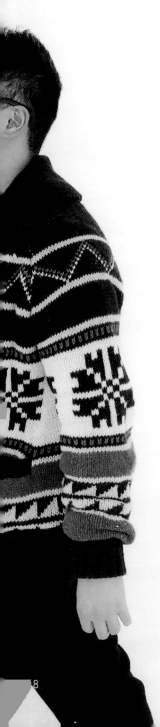

A 这是一本
丑八怪不会看的书

有位作家曾说过："16岁的时候看到《蒙娜丽莎的微笑》和61岁的时候看到的《蒙娜丽莎的微笑》是不一样的，很多感觉错过就不会再有了。我也看过亚马孙的星空，但却不是在我想要的年纪。"是啊，30岁那年买得起10岁那年买不起的玩具，又有什么意义？

能人到中年还貌美如花，谁会想要人老珠黄时所谓的自然美？吃不到有机葡萄，就说有机葡萄是转基因食品。丑了一辈子的人都会说："40岁就该有40岁的样子，40岁长得像20岁多可怕，我才不要呢……"——你要什么呀？你又没年轻过！

人生苦短，青春更是稍纵即逝。你有多少年的美貌和青春可以用来挥霍呢？从古至今，在技术落后的年代，人们就知道用铅粉来让脸变白，甚至在自己的脸上注射一些带有副作用的产品，并在失败中获取经验。无论多少次成功与失败，都没有阻碍人类对美的追求，这就是年轻的魅力、美丽的魅力。医学美容是人类社会发展的必然产物，而随着医学技术的进步，医疗美容机构的出现帮助了人们能更安全、更快速、更有效地变美。

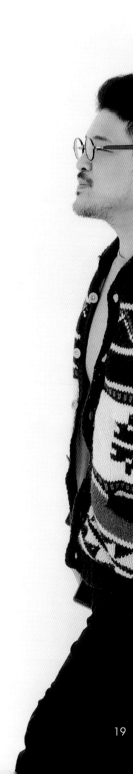

读到这里，如果你觉得这是一本心灵鸡汤式的医学美容书籍的话，那你就想太多了。当你把这本书买回家读下去的时候就会问自己："这是一本搞笑书吗？"

市面上有 1000 多本关于医学美容的各种专业书籍，你为什么要买这本书？是因为我希望通过最直白、最简单、最口语话的文字来告诉你："你很丑，你该整形了。"开玩笑的啦，其实这本书是想告诉你，如何去选择市面上那些琳琅满目的医疗美容项目，哪些是适合你的，哪些是你不需要的。因为我觉得如果给大家一本专业术语很多的书，真的不是在帮助大家"排便"，而是在让大家"便秘"。

　　如果你看到这里还没离开的话，那我们就要进入正题了。首先，很多读者朋友在 21 世纪还是会有一个观念——我皮肤有问题了，我该买护肤品好好保养了；我皮肤有问题了，我该去美容院做做保养了……那请问你为什么从来没想过，皮肤问题是皮肤科医生的专长吗？为什么不去医美诊所找医生解决问题呢？某女明星曾说过："都什么年代了，你还在靠黑头鼻贴除黑头啊？去医美诊所打个激光就好了啊！"是呀，去医美诊所就好了啊！但问题来了，那么多家医美诊所，那么多的医美项目，那么多的医美咨询师和医美医生，你该怎么选择呢？

你必须知道的
医美二三事 B

记住以下口诀：

照照镜子

看清广告

调整心态

做好预算

问对问题

找对医生

照照镜子。主要针对那些特别自信的、活在自己世界里的人。这类人一般都表现为，脸上的皱纹都可以用来夹死苍蝇了，还觉得自己走的是自然美路线，而别人都是整形鬼。照一下镜子好吗？整一下子总比丑一辈子要好吧。当然，有时我会想：这样的观念真的正确吗？

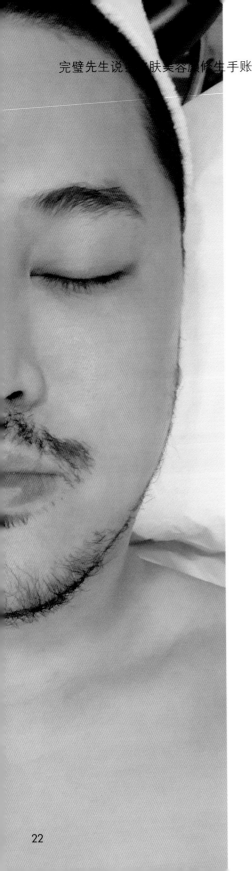

看清广告。广告通常都会往好的方向过度宣传。一个产品如果有 1%的美白作用,剩下 99% 都是保湿效果,但广告词也会写:本产品可以保湿和美白。如果你只冲着美白去买,那你就要失望了,但广告没说谎啊,只怪你太年轻。又比如广告说某产品含有名贵至极的稀有昂贵成分,但广告不会告诉你的潜台词是:那些昂贵的成分只有 0.1%。你不能说广告骗你吧,因为含有 0.1% 那也是有啊,只是仅含有 0.1% 有用吗? 所以,看清广告词,不要以为一个产品写了可以美白、控油、祛痘、祛斑、抗氧、紧致,就以为它是一个全能仙丹了。

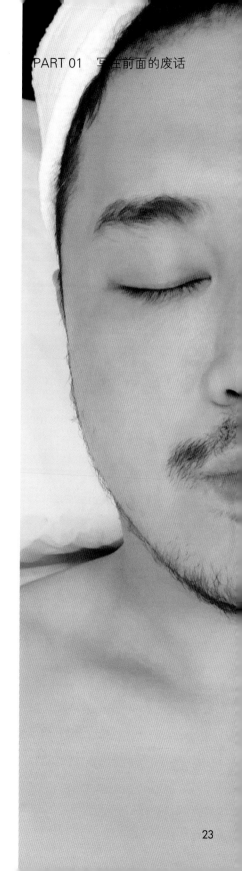

调整心态。主要针对那些固执到爱钻牛角尖，又有强迫症混搭被迫害妄想症，极度完美主义的人。他／她们需要的不是整形医生，而是心理医生。很多时候，整形手术或者整形产品并不是很危险，但是一个强迫症爆棚的完美主义者很容易走火入魔，比如她的鼻子已经非常完美了，她还要不停地换假体，从硅胶换到膨体，再换到耳软骨，然后反复重做，反复修正。这样，她的鼻子早晚会烂掉，可这不是整形材料的问题，而是由她不正确的心态加之遇到了不负责任的医生所致。

还有些人，丑得跟巴尔坦星人（奥特曼里面的怪兽）一样，跑进医美诊所跟医生说："打 1 支玻尿酸让我变成大明星。"我的妈呀，这是整形手术，不是变魔术呀？！我的大姐。只是打了 1 支玻尿酸，连手术都算不上，就想 1 秒变唐朝女皇？所以调整心态，不要指望靠单一项目就能让自己有翻天覆地的变化，OKAY？

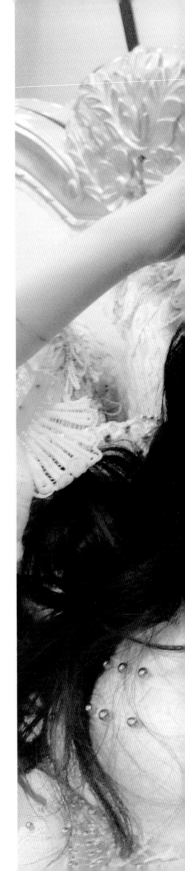

　　做好预算。我觉得做好预算其实很重要。我常说，一个医美项目值不值得你去做，在你纠结的时候，你只要想一个问题：今天花出去的这笔钱对你下个月的生活开销有影响吗？如果没有，那就做呀！你还能年轻多少年，别到你老了才哭着对老天说："我愿用一身老本，换倾世容颜！"

　　如果这笔整形费用对你的生活开销有影响，当然是不做了！整形本来就不是温饱还成问题的时候该考虑的事情，一定是生活可以维持，有一定富余资产的时候才来改善一下自己的。我们还是一本三观很正的书（有时我也觉得，自己的内心戏会不会太多了一点儿）。

　　问对问题。现在网络那么发达，信息那么透明，其实如果你在做医美项目前能对其了解一下的话，不但可以减少不必要的项目，为自己省钱，同时也能让医生和咨询师更省心，节约出更多时间来针对你的问题进行分析和讲解。

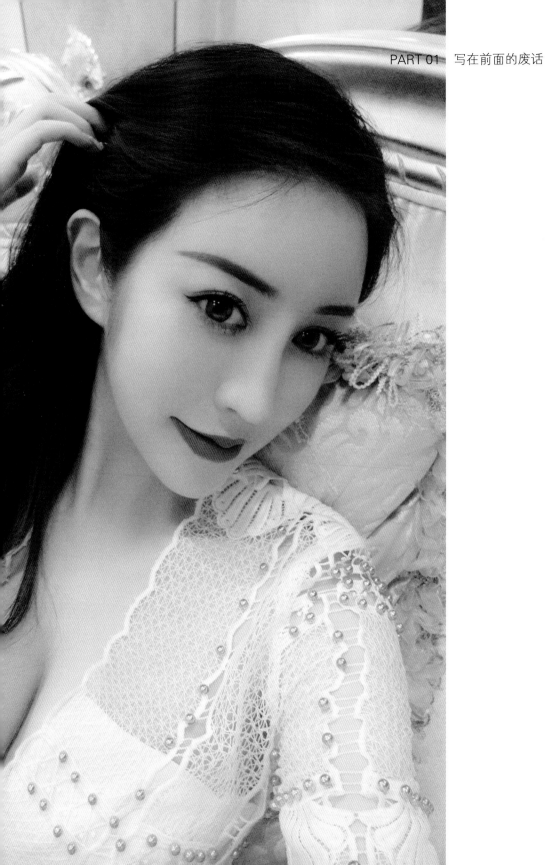

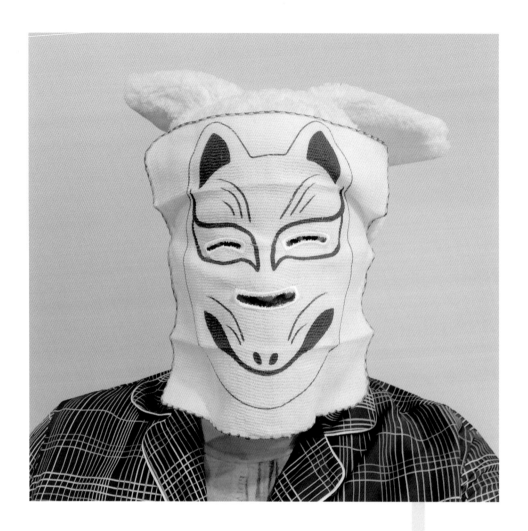

一般医生最想对你翻白眼的问题，就是一上来就问：

一个疗程能维持多久？

能维持多久？我怎么知道啊！每个人的个体差异不同，生活习惯、先天条件都不同，你不做，我怎么知道啊！这世上没有一劳永逸地维持效果的方法，任何方法都不能让你一直年轻。

我做完一定会有效果吗？

4 个字——因人而异——是废话也是实话。不做谁会知道啊？你去看感冒，也没有医生跟你说，吃了这个药感冒一定会好啊！我又不是神仙，可以帮你掐指一算，要是真能算，我还想算你几号来大姨妈呢（咦，这关我什么事）。

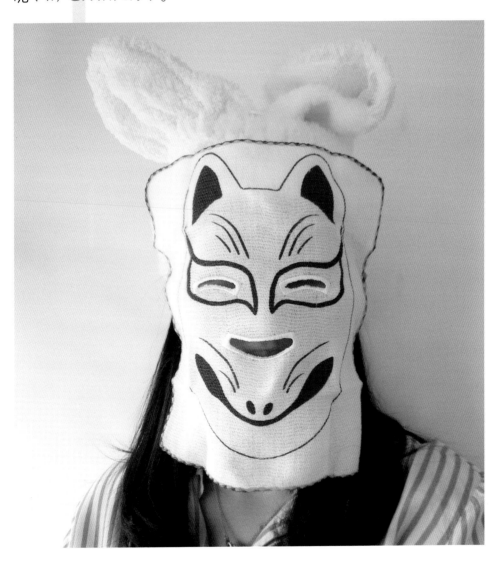

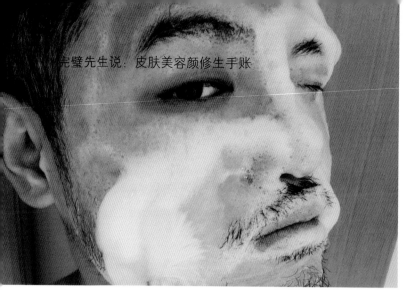

完璧先生说：皮肤美容颜修生手账

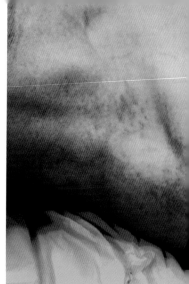

这东西有没有副作用？

任何东西都有
副作用，
糖吃多了还可能得
糖尿病呢！
再好的东西只要过
度、过量了，
都可能会物极必反，

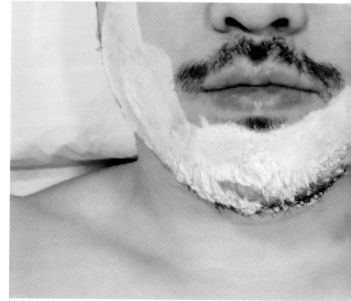

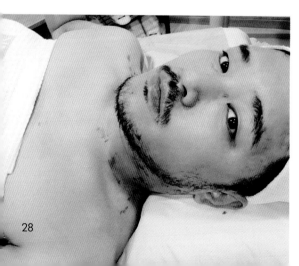

所以，如何避免副作用？
才是你更应该问的问题。

28

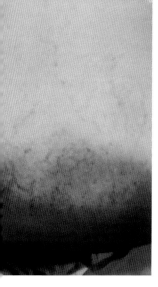

你有给明星注射过吗？

与很多明星的合照都是诊所花钱买来的，好吗？！

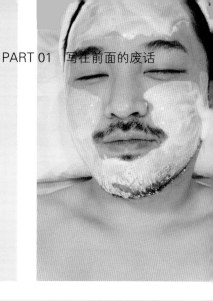

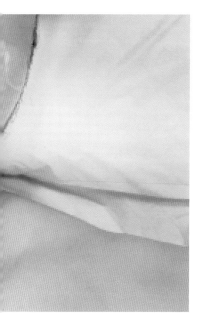

一张合照你怎么知道他们是何种关系？是不是真的有给这个明星做过？还是说这个明星只是投资这家诊所但其实并没有做过？

所以，不要浪费时间在这种问题上，好吗？！

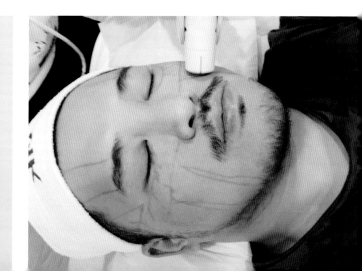

我的朋友 ABC 是在你这里做的整形，我也想整得跟她一样可以吗？

就算给你做了一双大明星那样的美丽大眼睛，但你原本是一张哆啦 A 梦似的圆脸，有谁会说："哎呀！你眼睛真大，但脸也好大哦！如果你脸再小一点儿，颧骨磨掉点儿，嘴巴缩小点儿，咬肌打掉点儿，泪沟填平点儿，你就是个美女了。"谁会这么说啊？每个人都不一样，先天条件已决定了你的最终效果能到哪种程度。

有效果图给我看一下吗？

21 世纪了，你手机里的修图 APP 装着是占内存用的吗？都什么年代了，你还在靠照片相亲啊！现在发自拍，谁不拍 100 张照片再挑 1 张出来，还要用修图 APP 磨掉 200 层皮，再 Po 上网啊？医生难道会给你看手术失败的照片，然后对你说"这是我做的"吗？

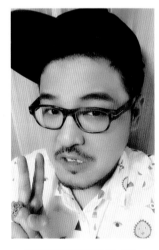

挤眉弄眼仰望星空 45°
磨掉 200 层皮的错误示范

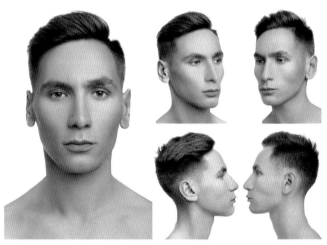

头像三视图的正确示范

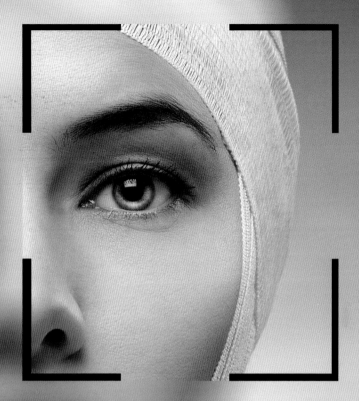

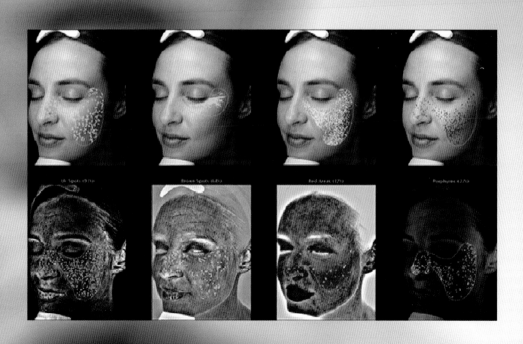

找对医生。其实对于"到底是好医院重要还是好医生重要"这个问题，因为我们不是《奇葩说》，所以不在这里激烈讨论。虽然医院好的话，会有钱买更新、更好的仪器设备，但给你做手术的是医生，而不是医院。大多数情况下，你也不是做变性手术，如果只是打打针、开开双眼皮的话，还是医生比较重要。只是特别要说明一下的是，随着信息技术的发展，现在网络咨询、网络问诊的模式也越来越多。所以很多时候医生是没见到你本人，只能通过照片来对你做一个初步的简单判断，那么就会遇到要求你发照片的情况。我想说的是，请各位在发送照片时，选择正面、斜面、侧面，不要选磨掉 200 层皮的那种照片，这不是在选演员。各位，请在光线充足的环境下拍照，不要用特效光。这不是让你上综艺节目，就算医生又帅、又聪明、又能干，30 页左边的照片类型也是绝对不可以的。其实在诊所里，丑的、美的人医生都见得多了，也不差再见一个喝了雄黄酒的白素贞。只要从诊所里出去是美丽的，来之前发再丑的照片都没关系。反正看到照片的是医生，又不是你的男朋友。

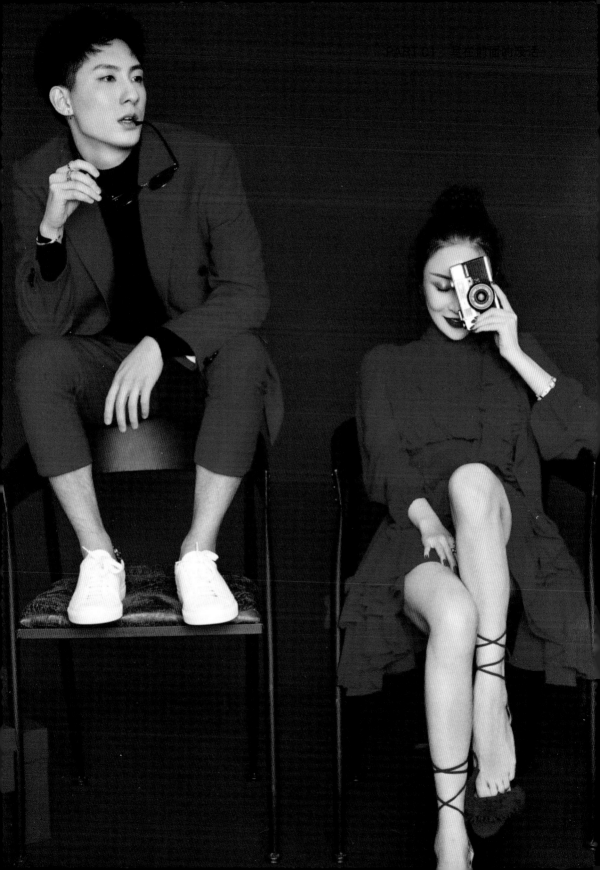

C 新科技
看透你的 3D 立体真人医美相机

推荐大家一个医美咨询用的术前术后 3D 立体真人医美相机。它是一台可以检测皮肤问题（如脸上的黑色素、皱纹、红血丝分布情况，斑点、瘢痕、皮肤松弛程度等）以及五官比例、大小脸问题的 3D 立体成像相机。我觉得，长得丑的人都可能不好意思用这个相机去拍照。除了可以检测肌肤问题之外，它还有一个功能，就是仿真手术前后的对比效果。让爱看效果图的客人得到最大的满足，而且还是自己的脸。

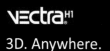

3D. Anywhere.

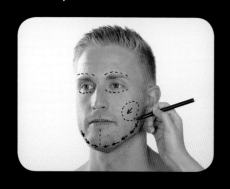

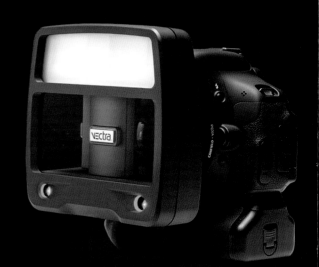

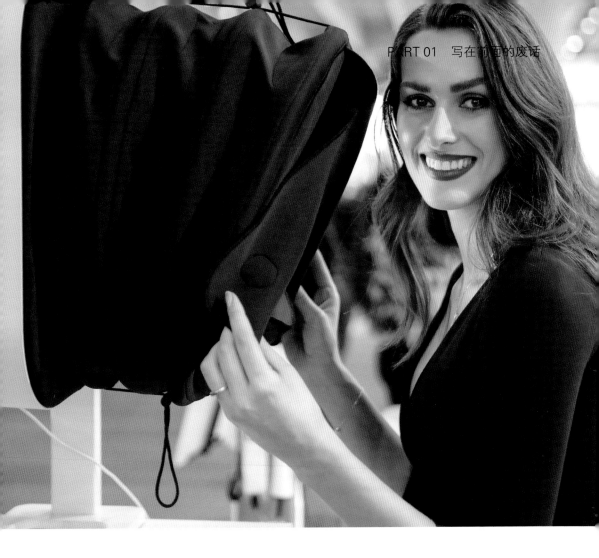

　　比如模拟打完玻尿酸以后的脸是什么样子，比如做完隆胸手术以后的胸部会是什么样子。它还会告诉你，改变成这个样子你需要打多少剂量的玻尿酸，注射在哪个位置就能让你达到你想要的效果，同时还能检测你打完玻尿酸后注射了多少量，注射在什么部位，以及胸部假体在胸部的位置，也可以呈现通过紧致类仪器操作后皮肤松弛程度改善的情况对比图。

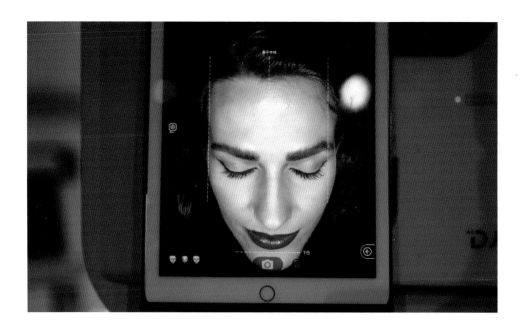

　　总之这是一台可以帮助你提前观看真实效果的相机，以及分析你肌肤问题的相机。

　　除了这台美国的老牌知名 3D 医美相机之外，再推荐给大家一台性价比稍微高一点儿的皮肤分析检测仪器。来自德国的皮肤检测仪器。它是一台皮肤检测及解决方案的一体机，可以根据远程线上咨询解决皮肤问题，支持 IOS 系统和安卓系统。通过信息采集和拍照自动分析出图片，同时给出治疗护理意见和提供远程咨询服务。可以检测出色素沉着于皮肤的深浅、色斑沉淀的分布状况、日晒伤害的严重程度、游离油脂的分布情况、毛孔阻塞的情况、角质化的肌肤部位、脱水肌肤的状况、脂质干燥的皮肤分布位置、胶原蛋白流失的部位、敏感变薄的肌肤部位、肌肤的平整性、血管状况、斑点的状况、肌肤表面纹理等一系列的肌肤问题。

02

美白针是什么东西

随着医学美容技术发展到今天，美白针这个东西，你就算没打过，最起码也从隔壁老王家的女儿的同学的表妹的闺蜜的死党口中听说过了吧？那再不然也至少在网络上、女明星出的美容书籍中、各种整形医院的广告里看到过吧？

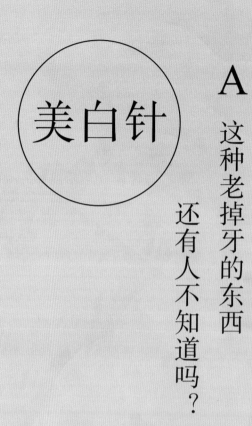

美白针

A 这种老掉牙的东西还有人不知道吗？

美白针其实是一个很好的注射美容疗法。在东南亚非常流行，甚至于还演变出很多五花八门的注射疗法和疗程。

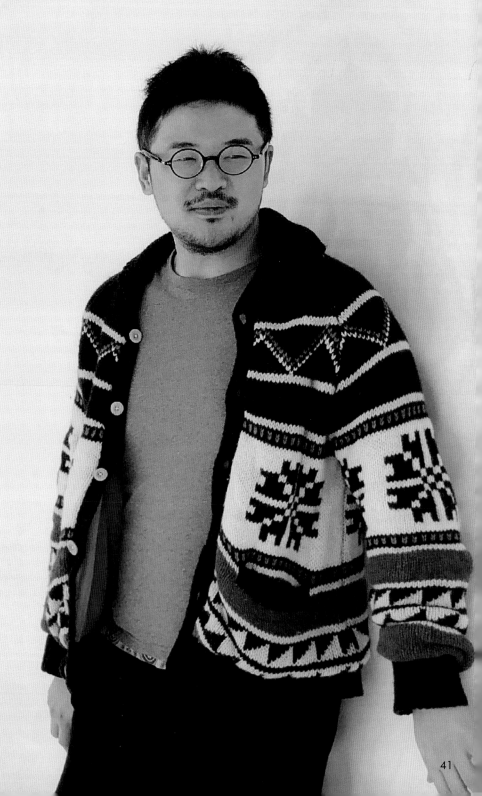

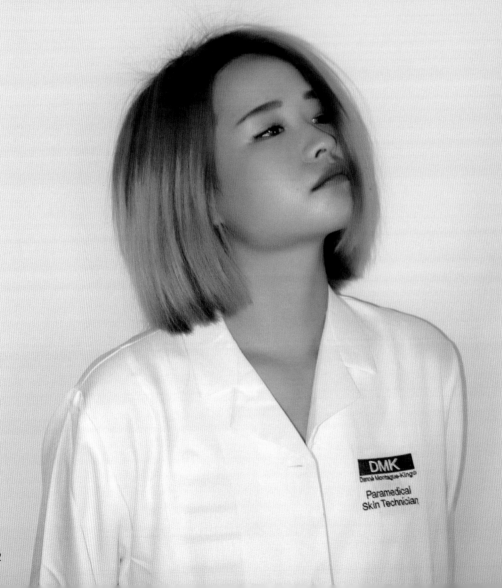

科普
时间

如果你是药剂师或医师，那可以跳过这一段；

如果你是普通的求美者，

那我觉得你有必要花一点儿时间来研究一下药品的命名方法。

当然你也可以买更专业的药剂学和药事管理学方面的书籍，

因为我觉得这个对了解美白针是什么东西非常重要。

现在你应该去拿一盒从医院里或者药店里买来的药品看一下，

一个药品的外包装上通常会有 3 个名字，

分别是化学名、商品名和英文名。

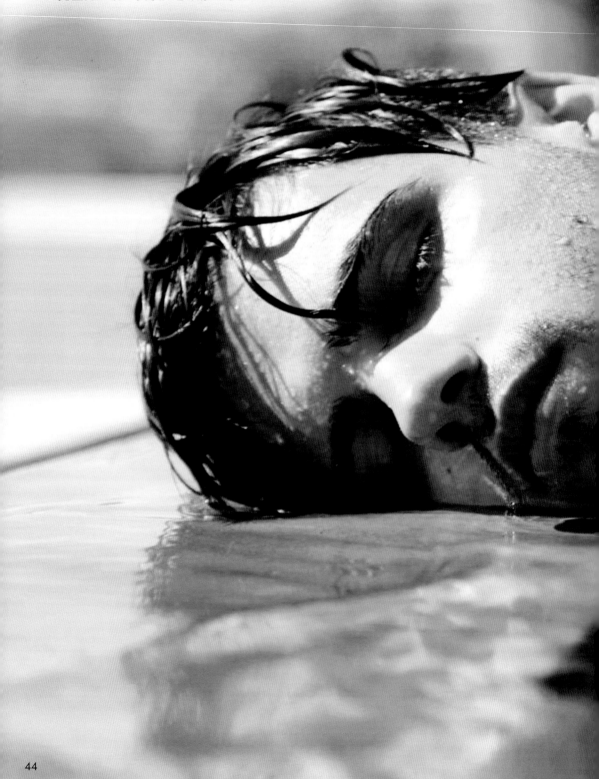

完璧先生说：皮肤美容颜修生手账

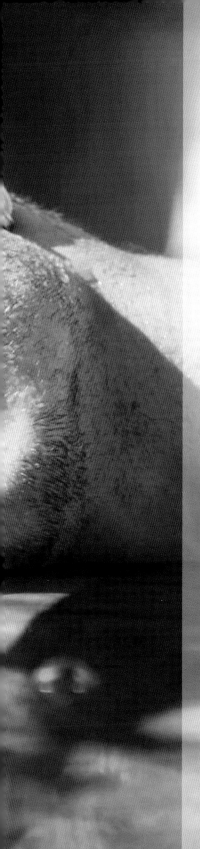

　　什么意思？化学名（通用名）通常是指这个药品含有的主要化学成分的名字，比如对乙酰氨基酚、维生素 C、头孢拉定等，这些都是用化学成分来命名这个药品，也是药物中起主要作用的成分的名字。而英文名通常是化学名的英文翻译，这个名字一般都是国际通用的，所以你就算去外国，只要把你平时吃的药品的中文化学名翻译成英文，就可以买到一样的药物了。还有一个名字叫商品名，通常是由每个生产厂家自己命名的，比如，XX 公司生产的头孢拉定取名叫 XX。但另一个公司生产的头孢拉定取名叫 YY。XX 和 YY 都有相同的英文名、中文化学名和药效，但却有不同的商品名。那么重点来了。美白针中的其中一个成分是维生素 C，化学名都是维生素 C，英文名都是 VitaminC，但在中国大陆、中国台湾、中国香港、韩国、日本，可能会因为各地生产厂家不同，而出现不同的商品名。但它们的成分都是一样的，效果也基本上是一样的。

　　为什么说基本上呢？这就要说到药品是个特殊的商品了。首先，药品不是化妆品，不是保养品，不是阿猫家的面霜有阿猫家的配方，阿狗家的乳液有阿狗家的配方。药品是用来治病救人的，有严格的成分要求。不是说你阿猫家生产的维生素 C，就要比阿狗家的多什么独特的配方。药品的主要配方和含量以及成分都必须标明在药品的说明书里。只要成分一样，效果基本上都是一样的，差别只在于你添加的辅料或淀粉，纯度可能会因为厂家不同而有所差别；但是，效果不会差很多。尤其是美白针里面的那些成分，不同国家和厂家生产的同一个成分名字的药物，效果相差不会超过 10% 甚至更低。

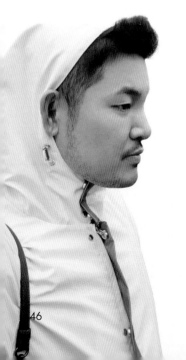

所以什么中国台湾美白针比中国大陆效果好，
韩国的比中国台湾的效果好，
日本的比韩国的效果好，
瑞士的比日本的效果好……那都是骗人的说法。

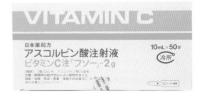

说了那么多，笔者无外乎是想告诉你：

第一｜美白针的成分其实都很便宜，都是些很普通、用于治疗正常疾病的药品。无论你在哪个国家、哪个医院买这些药物，其价格都是非常便宜的。

第二｜美白针没有礼盒包装，只有每种药品专属的独立包装，被打包在一起是因为不包装得华丽的话，怎么让你舍得花 10 倍的钱去买那么便宜的维生素 C 呢？

第三｜美白针这个名字只是为了方便，所以才取这个名字，因为没人会说：亲爱的我今天帮你注射维生素 C+B 族维生素 + 谷胱甘肽 + 氨甲环酸放在生理盐水里的一个药——你当是调酒呐！所以为了简便，我们才叫它美白针，而美白针只是注射疗法的一种方式而已。

第四｜无论你在哪个国家买的所谓美白针配方，其实无外乎就是那 5~8 种药的不同搭配组合。因为医学发展到现在，能抗氧化且能改善肝功能的药就那么几种，就那么几种，就那么几种。不是印刷出了问题，而是重要的东西要说 3 遍。无论你看到所谓的哪个类型的美白针，其实就是在这 5~8 种药里面灵活组合罢了。

B

关于

美白针

的
a
b
c
d
4
点
小
知
识

a. 美白针有用吗?

b. 美白针安全吗?

c. 美白针能维持多久?

d. 美白针中的那些药怎么组合?

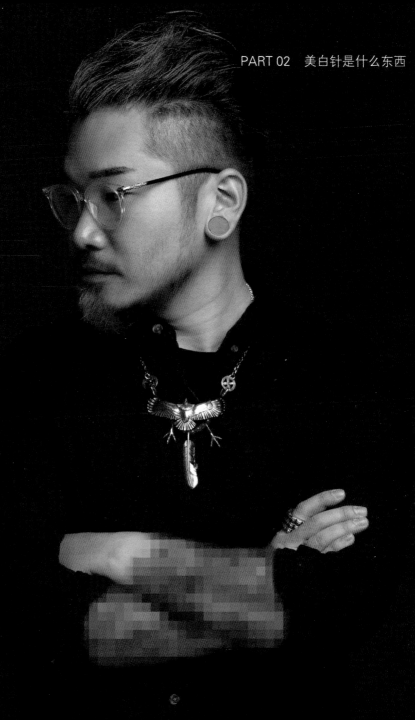

美白针有用吗？

其实是有用的，但是呢，你指望靠打美白针，让黑天鹅变成白天鹅，那真的是不可能的呀，做梦去吧！告诉你，最快、最有效的美白办法就是重新投胎变为一个白人。美白针到底能白多少？自问自答：你手臂内侧太阳晒不到的地方，就决定了你这辈子最白能到什么程度了。是去看手臂内侧了吗？很黑吧？那就死了走白雪公主这条路的心吧。如果很白，但脸却是黑的？那你还是有希望的。先看看黑的原因是因为暴晒？还是因为 long long ago 用了激素类的产品？还是因为晚睡和肝不好？无论如何，首先你要改掉坏习惯，然后进行正确的作息和使用正确的产品，再配合打美白针，坚持数月你的脸色就会恢复到手臂内侧的颜色了。但是也别指望打 1 个疗程的美白针就能变白，你黑也不是一两天了，不可能打 1 个疗程就能怎么样的。美白是需要综合治疗的，但起码你手臂内侧是白的话，比那些手臂内侧也是黑的同学要有机会得多了。

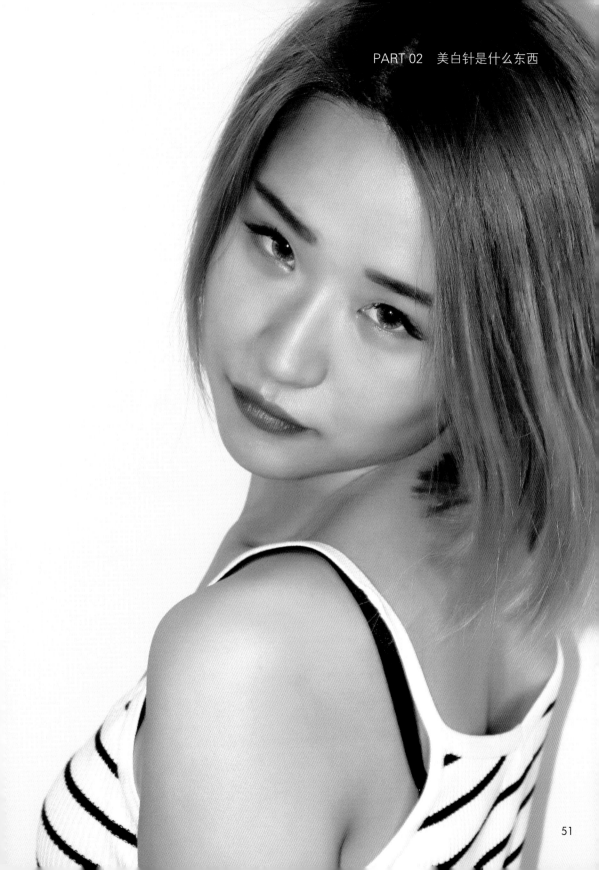

美白针安全吗？

　　这句废话我觉得会在这本书中反复讲很多次。那就是，没有绝对安全的东西。你喝水都可能呛着，走路都可能摔倒，吃糖更可能得糖尿病……美白针是药哎，怎么可能绝对安全？但是，也正因为是药，比起那些激素类产品、铅汞产品，还是相对安全的。但是要在医生的指导下合理用药，不要过度、不要过量；物极必反，不是什么都最新、最大、最好、最贵、最多，就是最有效的。一定是适合你的才是最有效的，所以1（后面省略很多0）万个人都打同一种配方，这种做法显然是不专业的。因为你的体重、你的年龄、你的作息、你的疾病、你的肤色、你的各种问题，都和别人不一样。怎么可能人人都用同一种配方？虽然不会死，但因人而异至少可以更科学、更安全一点儿吧。因为不是每个人都可以打氨甲环酸啊，也不是每个人都不对维生素 C 过敏。这样温柔地讲，你就明白了，对吧？

美白针能维持多久？

　　你问我？我去问谁啊？每个人黑的程度又不一样，每个人对药品的反应也不一样，每个人打完后的作息不一样、护肤品用的不一样、生活环境不一样、代谢能力不一样，谁知道你能白多久啊。真的还是那句废话＋实话的回答，那就是因人而异。但你不打吧，总归是黑到底了；你打了，起码还有一丝变白的机会。对吧？

美白针中的那些药怎么组合?

　　前面已经说了，注射美白针更确切的名字应该叫作注射疗法。就是医生根据你的身体情况，搭配不同的药品，通过静脉输液的方式给你进行治疗的方法。这个疗法主要侧重于抗氧化、保肝护肝、抗疲劳、抗过敏等。而美白针只是其中一种方法，选择含有一些抗氧化和改善肝功能的药就可以了。而至于怎么组合、多少剂量、注射方法等，鉴于本书尺度的问题，不可以告诉大家，毕竟我们没办法控制买这本书的读者，会不会拿着不完整的配方去从事一些危险但赚钱的事（好吧，是我把读者妖魔化了，可是宝宝也有委屈啊，但宝宝不说）。我只能告诉大家，请咨询专业医生做科学的组合，不要自己乱配，因为很容易出事，又或者是可以去专业诊所进行治疗。记住，去医院找医生，这个很重要。千万不要在什么工作室、美容院、小作坊随便打美白针，因为这些地方没有急救设备，打针的人也不专业，药品来源更不清楚。万一出事了，你真的就可能马上去见你的祖先了。

03

拉皮这件事我需要做吗？

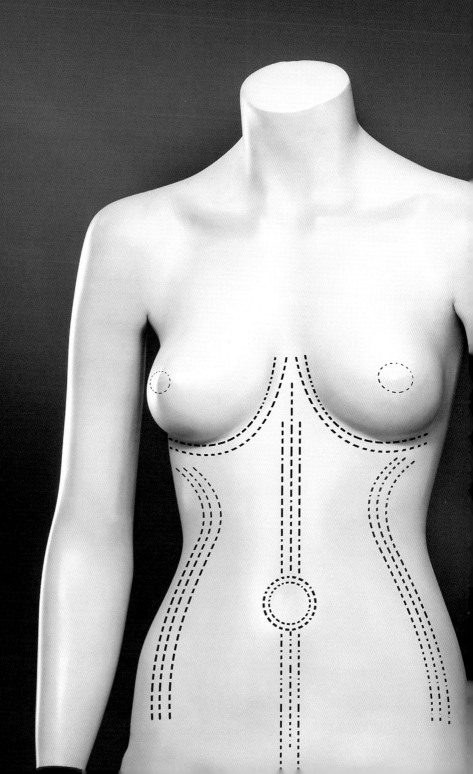

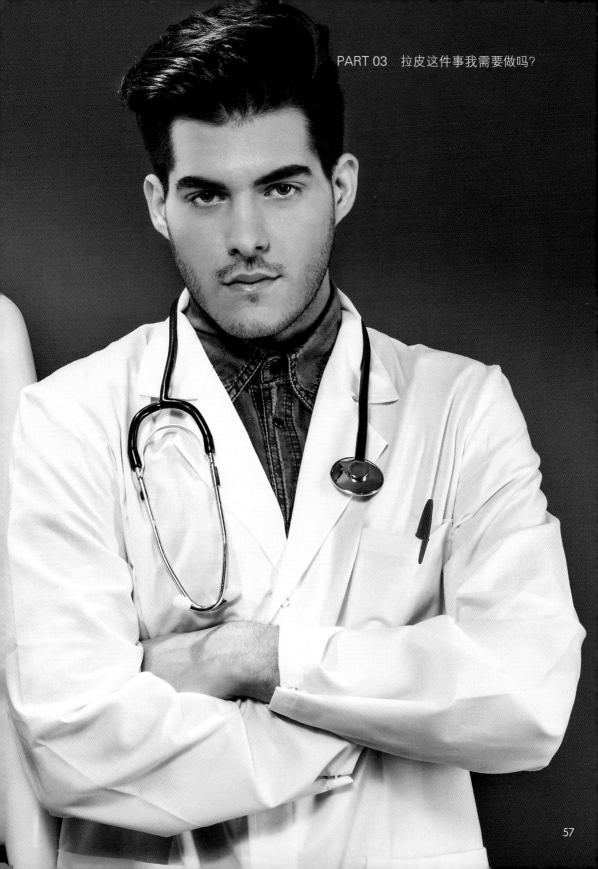

拉皮这件事听上去离你很远，但其实是很近的一件事。很多才 30 多岁、脸上皮肤却已经松弛得跟沙皮狗一样的人，居然还在纠结自己那么年轻就做拉皮项目是不是太早了。我的妈呀，30 岁不保养，等你 80 岁了才做，给谁看啊？

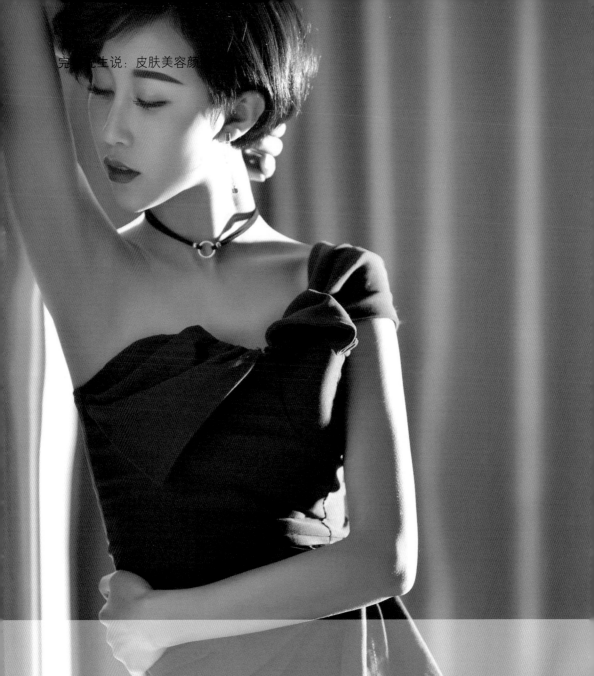

传统拉皮、埋线拉皮、电波拉皮、音波拉皮、其他拉皮

为什么要把那么多的拉皮放在一起讲？其实是因为它们有太多的共通性，以及拉皮这件事真的都是很早就有了。拉皮是一项很传统、很普及的技术了，网络上随便百度一下，都会有一大堆的数据和一大堆的视频给你看。我再分很多篇幅去讲解，有什么意思？我又不是什么专栏作家，写再多也没稿费可以拿。所以我把它们整合起来一起说，但等我哪天红了，变成了畅销书作家后，我再把它们拆分开来写 5 本书，这样更专业、更详细。

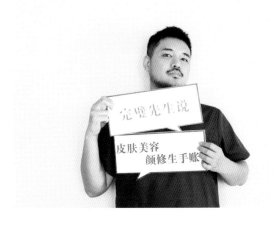

首先，按出现的年代分应该是：
传统拉皮 ＞ 埋线拉皮 ＞ 电波拉皮 ＞ 音波拉皮 ＞ 其他拉皮

但是呢，因为各种炒作的关系、利益的关系，一些拉皮技术出现了炒冷饭、旧瓶装新酒、反复推陈出新的情况；尤其是那个埋线拉皮，真的大概是 800 年前的技术了（此处有夸张成分），但是为了"骗"更多的钱，总是换个材质、隔三岔五地出来说自己是"新人"。

痛得连妈都不认识的传统拉皮

从传统拉皮开始讲吧，传统拉皮其实就是手术拉皮，至于历史大家可以百度一下关键词：手术拉皮。那里会有比我这里介绍得更详细的方法和视频。传统拉皮效果当然是最显而易见、最有效、维持的时间最长久的，你想逆龄得很明显，或者你想从"沙皮狗"变成"秋田犬"的话，那真的也只能走传统拉皮这条道路了。不过上帝当然是公平的，为你打开一扇门的时候也一定会为你关上一扇门（这样讲会不会太阴暗了）。其实呢，我就是想说，上帝让你逆龄了，就一定要让你痛。有多痛？每个人的痛点都不一样的，但还蛮多人会有痛到宁愿小便在床上都不想下床的程度。

当然了，随着科学技术的进步，五爪拉皮或者非全切的拉皮会让你的痛感和损伤都减少，

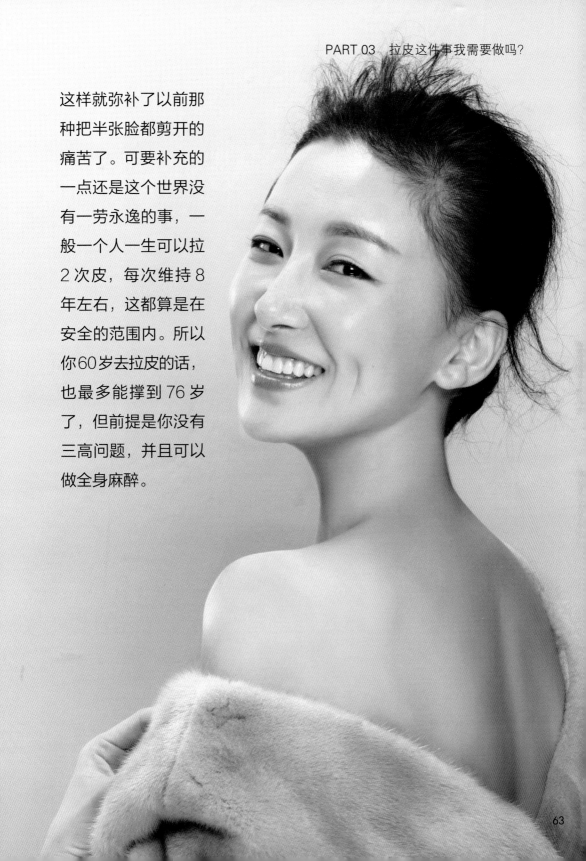

这样就弥补了以前那种把半张脸都剪开的痛苦了。可要补充的一点还是这个世界没有一劳永逸的事，一般一个人一生可以拉2次皮，每次维持8年左右，这都算是在安全的范围内。所以你60岁去拉皮的话，也最多能撑到76岁了，但前提是你没有三高问题，并且可以做全身麻醉。

63

恢复期让人
讨厌的
埋线拉皮

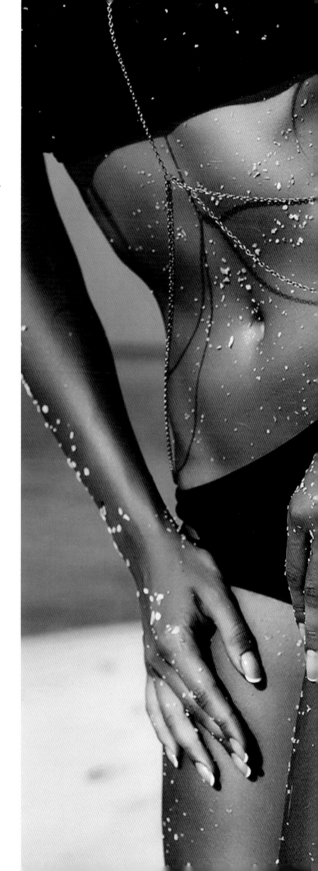

说说埋线拉皮吧，其实在我的新浪微博（要给自己的微博做个广告吗？心机会不会太明显了一点儿。没关系，反正我就是一个心机BOY，我的微博名字叫：完璧先生说）上已经写过了，但在这里，我再重新说一遍。埋线拉皮呢，其实就是将线这个物质埋在皮下，起到提拉的作用后刺激胶原再生，让皮肤紧致提升的一个技术。

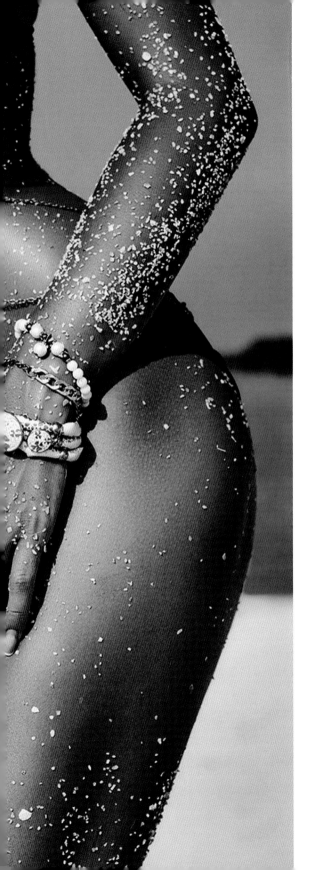

　　在小针美容的年代，很多美容院就已经流行过埋线拉皮了。只是当时因为技术的原因，那些线都不可以吸收，会永远残留在皮肤里面，出现了不少副作用。

　　但随着科技的进步，线的种类多了，技术更新了，材料变了。除了材质变成了可以吸收的线，更加安全了，连线体本身也分为2D线、上下倒刺线、360°旋转线、一针多线等。写那么多真的不是为了凑字数，而是想告诉读者朋友们，那么多的线真的都只是线而已。

其实埋线拉皮在韩国和日本都比较普及，国内的消费者也因此很喜欢埋线拉皮。但是埋线这种技术，无论你请再好的医生做，无论你用多好、多先进的线，无论你埋在肌肤的哪一层、哪个角度、分几个层次埋，做一次也只能维持 6 个月，最多也就是 9 个月了；就算你运气好，你年轻，也就只有 12 个月，而且已经是极少数人了。但是埋线的价格却并不便宜，所以你们懂的，很多事情说清楚了，大家都没饭吃。

那到底要不要做埋线拉皮啊？为什么还有那么多人在推荐埋线拉皮啊？这个问题怎么回答呢，人各有志吧。你有钱，你任性，关我什么事。埋线确实是一个可以马上让脸部皮肤提升、线条紧致的技术，即便它维持的时间不长；如果你不觉得它贵的话，那半年做一次也没什么不可以啊。从这个角度上看，它的确是很好的东西，花你承受得起的钱，维持 6 ~ 9 个月的效果，也没传统拉皮的痛苦，何乐而不为呢？

但必须要说的是，有部分（比例还不少）消费者在做了埋线拉皮后或多或少会出现以下副作用：

瘀青：多久消失看人品。

痛：摸着痛、洗脸痛、躺着痛、碰着痛等各种痛，痛多久？看人品。

长"粉刺"：皮肤下有因为线头而产生的颗粒感，会不会有看人品。

线会从皮肤里面穿出来：当你因为变换睡姿和表情，突然发现自己长"胡子"的时候，不用怀疑，把线拎出来吧，拎不出来就剪掉咯，反正不会死。

线会在皮肤内移动：无论埋进去的线是什么深度、什么层次，时间久了，或多或少会有移位走动。搞不好你埋的是脸，它最后跑到脖子上去了。

维持时间不长：1周后基本上就看不到刚做完后的效果了。当然，刚做完的时候，那叫一个美啊！

所以如果你能忍受这六大问题和高昂的价格，埋线拉皮的确是一个很好的、让你的皮肤马上紧致拉提的一个传统技术。

双波拉皮：音波拉皮
和电波拉皮

音波拉皮和电波拉皮的原理是差不多的，所以就放在一起讲。而且在非手术领域，也没什么产品可以达到它们的效果了。所以你每年做 1 次，我觉得都是非常可以的。前提是价格不要太贵，因为价格一贵，就没什么性价比可言了。说了半天，双波拉皮的原理是什么呢？虽然百度介绍得很详细了，但我还是想用最通俗的语言概述一下，那就是用高温烫猪肉。怎么说呢？微波炉大家都用过吧，微波就跟电波、音波一样，你看不见，但却能产生热量；把一块生猪肉放到微波炉里，就会变成熟猪肉，猪肉体积也会缩小紧实。音波和电波其实也一样，就是运用超声波和射频，去刺激你脸上的肉。原本你的肉就像一条松弛的蚯蚓，被火烧了一下就缩起来了，那你的肉就紧实了——这是最简单的解释办法。

科学的解释（毕竟我们还是一本严肃的医美书），就是运用超声波和射频去刺激皮下的胶原蛋白，让你的胶原再生，胶原纤维重新紧实。就跟所有医学美容的原理一样，皮肤要变好，只有一个办法，那就是先破坏再重生。超声波和射频并不会像微波一样，让你皮下的肉紧实了但表皮也焦掉了，这两种技术就是让你表皮什么事也没有，但皮肤里面却会受到 50° ～ 60° 高温的刺激，从而让皮肤处于假烫伤的状态，然后通过胶原再生，让皮肤变得紧实有弹性。

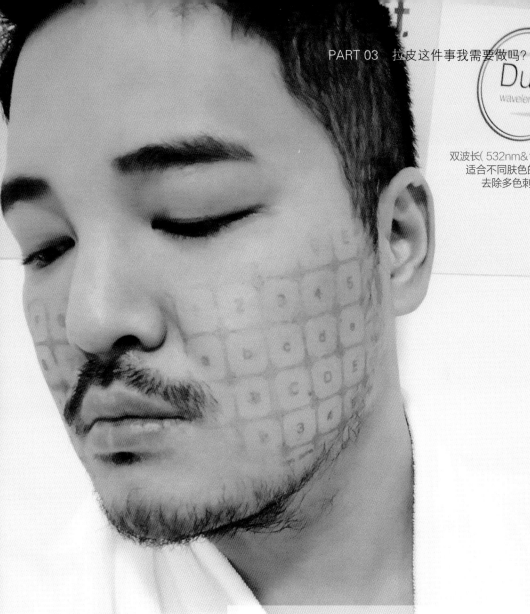

Dual
wavelengths

双波长(532nm&1064nm)
适合不同肤色的波长
去除多色刺青

那么问题又来了，你一定会疑惑:

a: 痛不痛?

b: 安不安全?

c: 有没有效果，能维持多久?

d: 音波和电波有什么区别?

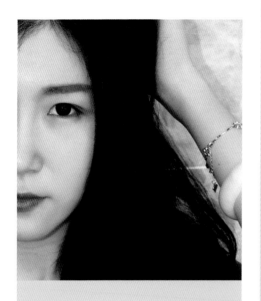

a 痛不痛？

痛不痛？我觉得吧，与其担心痛不痛，你还不如担心丑不丑吧。为了美，痛一点儿算得了什么呢。而且医学那么发达，有各种办法让你不痛，其实老实说也并不是很痛，所有的痛都是在你清醒的状态下完全可以忍受的。当然了，有极个别矫情的人排除在外（你们可以用其他办法让自己不痛）。大部分人，不单是女汉子和男人，都是完完全全可以忍受这个疼痛感觉的。

b 安不安全？

安不安全？如果你用假机器、山寨机或者找非专业人士给你操作，那我就不保证了。如果你使用的是美国原厂的 Ulthera 和 Thermage，并且在正规机构找正规操作人员操作的话，我也不能保证啊！万一你人品差，一旦出了点儿什么意外，还怪我咯？但起码我可以说有正规的仪器、合格的操作人员操作的话，你都是非常非常非常非常非常安全的（必须用很多个非常才可以）。

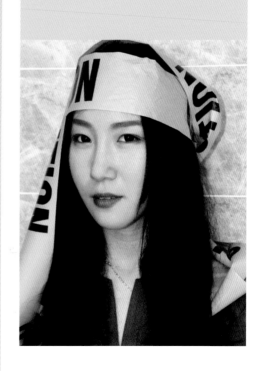

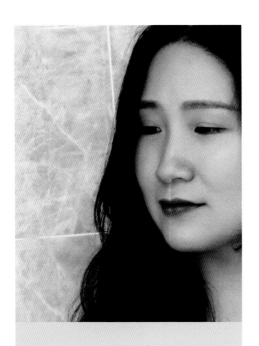

D 音波和电波有什么区别？

说说区别吧，这两种仪器其实一起做效果会比较好，因为各有各的优缺点，要取长补短就是双机一起做。音波因为作用深度比较深，又是聚焦，所以深层提升效果会比较好。而电波呢，因为全脸都会做，所以在肌肤弹性、胶原再生效果上会比较好。

那认准的品牌呢，不是做广告，因为他们没有给我钱，有美国 FDA 认证的音波只有 Ulthera，而电波比较好的就是 Thermage。市面上有很多品牌的电波（射频）仪器，也有很多山寨的音波仪器。本人推荐的是美国 FDA 认证的两种仪器，在排除价格因素的前提下，每年做一次双波拉皮治疗是挺好的一个保养办法。但也不要指望做了双波拉皮脸就可以紧得跟 18 岁少女一样了，这毕竟是非手术疗法，而不是手术拉皮。

C 有没有效果，能维持多久？

有没有效果？或者说有什么效果？其实还是那句老话，我就不再重复了。我想说的是，反正你不保养也不可能越来越好看，一定是越来越老；你保养了，那起码你还有那一丝希望。不管最后会有多大的效果，起码花钱买希望，你也算是对得起自己的脸了。保养要趁早，别七老八十了，老公外遇了，孩子嫌你烦了，才知道保养。

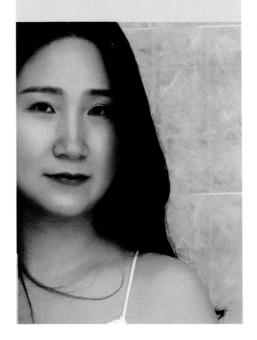

D / 还有更好的拉皮技术吗？

最后讲讲其他拉皮技术吧。其实医学美容的原理都一样，说穿了的话，大家都没什么钱赚了，那怎么去变了法地赚消费者的钱呢？会不会又讲得太直白了？就是旧瓶装新酒，换个名字继续卖。

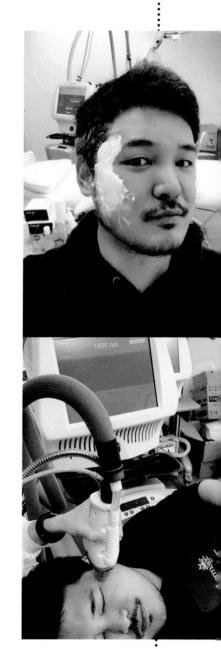

比如明明就是电波仪器或者说是射频类的仪器，它可以宣传说叫什么极电拉皮、电光提拉；比如明明就是埋线拉皮，它可以叫钻石微雕、5D 线雕；比如明明就是打填充剂，它可以叫液态拉提等。反正就是怎么花哨怎么叫，但说穿了，其他大多数拉皮方法也就是换个你不知道的名字的常规项目而已。能理解多少就看你的造化了，我只能讲到这里，还不能明白的，那只能说，你高兴就好。说了那么多无非就是想回答两个字：没有！

04

如何选择玻尿酸之类的填充剂

整形是一条贼船，上去了就别想下来了。在没有注射玻尿酸之前，你会各种纠结、各种担心、各种顾虑。一旦你打下去第一支，你就会发现原来变美那么容易啊，于是你就会没完没了地打下去。因为曾经美过，谁会想要自己丑着呢？有了玻尿酸，你会感觉自己离偶像巨星又近了一步。

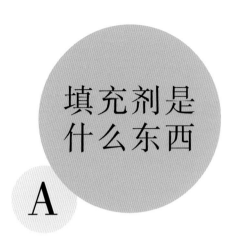

填充剂是
什么东西

A

填充剂是什么东西？
字面上讲就是把你脸上凹陷下去的地方填平或凸出来的填充材料。
比如鼻子太塌了、泪沟太深了、太阳穴太凹了、下巴太后缩了，
都可以用填充的方式改善；让鼻子再高一点儿空气才新鲜。

那古代（好吧也不是太古啦），就是以前用什么填充材料我们就不再研究了，过去的就让它过去吧，一直活在过去,何必呢。当然要特别强调的是，那些年你看到的打针失败的案例都是因为填充材料还不够成熟，而并不是因为填充整形是危险的行为。

那么多年过去了，你看到的打针失败案例类型就那么几种，还是那么几个，没有变多。现代的填充技术相对来说已经是很成熟、很安全了，当然了，危险不是没有，可危险本身并不是填充材料。如今常见的填充材料有：玻尿酸、童颜针、少女针、微晶瓷。至于没有列出的，但你又知道的，碍于本

书尺度的问题，我只能说，你知道就好。至于众所周知的一些危险的填充剂，我觉得有兴趣的读者可以自己去买书学习，毕竟 21 世纪了，这方面的书籍还是蛮多的。而本书中提到的几种填充剂，都是现在比较常见的，我都会以个人的爱好和经验，告诉大家不喜欢和喜欢的原因。

就目前关于填充剂的部分，我个人只喜欢玻尿酸。为什么呢？因为它可降解、可吸收、可还原、可逆，今天打了，明天不喜欢了，可以马上还原成原来的样子，所以你永远都有后悔的机会。而童颜针、少女针和微晶瓷，都没有太好的、可马上降解还原的方法。如果注射后鼻子太高了、太宽了，那只能等到它被皮肤自身代谢吸收了。

玻尿酸是神一般的存在

B

玻尿酸是什么？管它是什么呢！反正一堆分子式说了你也不会明白，有兴趣的可以百度一下自己学习，没兴趣又怕死的只要记住，我们每个人的皮肤里面都有玻尿酸这个成分。无论你是不是打过玻尿酸，这个成分都存在于我们全身上下的每一寸肌肤里。我们注射进去的玻尿酸是化学合成的，它会因为颗粒的大小、胶链的技术等原因呈现不同的吸收时间和性质特点。

拿大家最熟悉的 Restylane（中国大陆叫瑞蓝，中国香港叫瑞兰美，中国台湾叫瑞斯朗）这个玻尿酸品牌来说吧，它在外国有多种型号，这些型号根据颗粒大小的不同、分子的不同，有维持 2 个月的、9 个月的，也有维持 1 年多的，型号不同适用的部位也会不同。这个世界上也不是只有 Restylane 这一个玻尿酸品

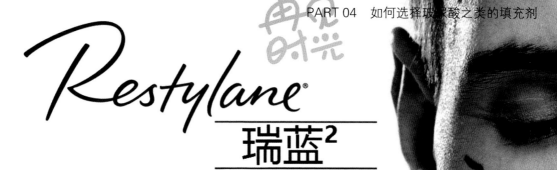

全球销量NO.1
填充用透明质酸

NATURAL
BEAUTY

牌，像非常有名的 Juvederm，在欧洲国家差不多也有多种不同的型号。除此之外，比较有名的还有 Stylage、Teosyal、Yevone 等，它们都是填充用的玻尿酸品牌，而且很多也不比 Restylane 或者 Juvederm 效果差。

至于不同玻尿酸间有什么区别？除了维持时间不同外，当然还是有很大的区别的，但本书就不一一阐述了，留点儿家底下次出书的时候再谈。因为消费者只要确定使用的填充剂的类型，具体适合哪个型号就可以让医生来为你判断。比如需要打黑眼圈的可以用 TeosyalII，需要性价比高、维持时间久的可以打 Stylage 的 XXL 系列啊，需要柔畅度又不想维持时间很短的可以用 Juvederm 的 Volbella 系列啊。当然了，最好还是问医生吧，根据自己的不同情况，选择不同的品牌。说到玻尿酸的缺点，就是跟其他填充产品一样，可能会产生瘀青，以及某年某月的某一天，你抵抗力差受到细菌感染的时候，填充部位可能会肿；如果帮你打的人不是专业医生，甚至会有瞎眼、烂面的风险咯。但只要你选用合法的产品，在合法的机构，找合法的医生，玻尿酸填充都是可逆的、可修复的。真的不是替玻尿酸做广告，你变漂亮了也不可能嫁给我，你花钱打玻尿酸的钱也不是进我口袋对不对。但讲真的，真的只需要几支玻尿酸的钱，就可以让你变成女神。那如果你要说："女神都是整出来的？"我只能说，都 21 世纪了好吗，宇宙飞船都去外层空间了，你的思想却还在井里没爬上来，多可悲啊。都什么年代了，还指望 18 岁以后莫名其妙变美女啊？Whatever，你高兴就好，反正你丑你先睡，美丽的人可以继续看下去。

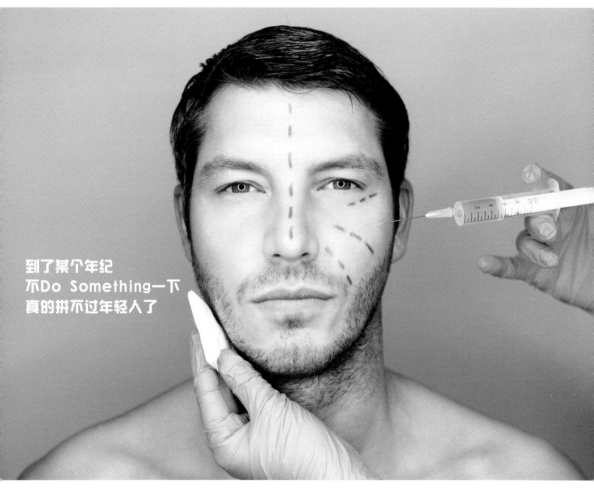

到了某个年纪
不Do Something一下
真的拼不过年轻人了

Restylane_Master Logo_1Colour_Reverse

Restylane II
瑞蓝²

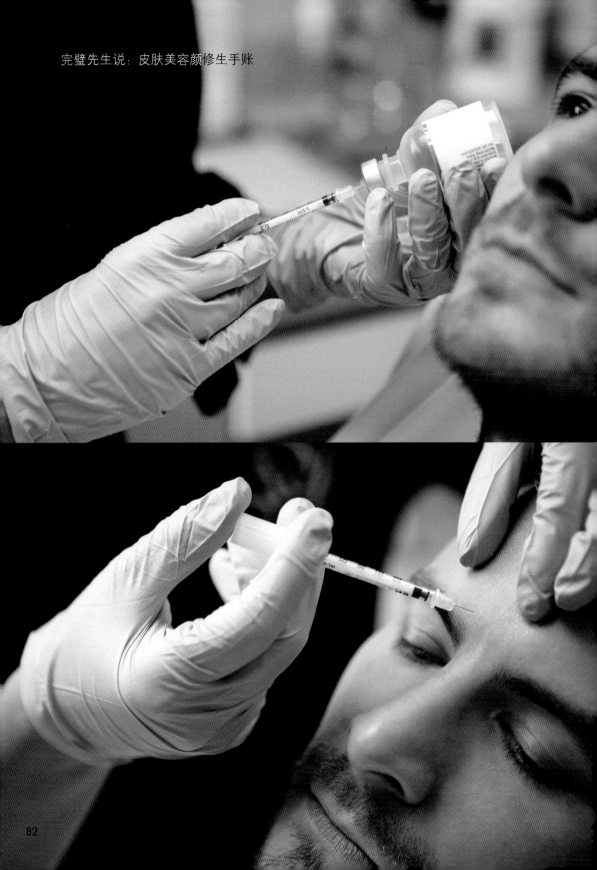

童颜针真的可以永驻童颜吗？

C

填充的东西除了玻尿酸，还有前面讲到的童颜针，就是某个新闻说某女明星花了多少钱打的那个什么。我的妈呀，你傻了吗？谁会整形了到处跟记者说："hello 记者，我整形了！"拜托，好歹是女艺人哎，变漂亮了怎么也都应该是："我戴牙套了，我肥了，我用了 XX 护肤品，我天天敷面膜了才变美"吧。我没有针对任何女艺人哦。没有哪个女艺人会到处跟人说，我整形了啊，真的让人翻白眼，这是第一。

第二呢，你见她用了童颜针了吗？你妈是她的主刀医生吗？你在哪家诊所上班啊？你亲眼见到了吗？

好吧，以上都是题外话，重点是我个人为什么不喜欢童颜针，是因为虽然它能比玻尿酸维持更长的时间（号称 2 年），但它相比玻尿酸会有些副作用；而这些副作用一旦产生，在药效消失前的 2 年内都没办法消除。比如个别人士会有肉芽，打浅了会有疙瘩，这东西没办法控制自己长多少，所以会有大小脸或者过

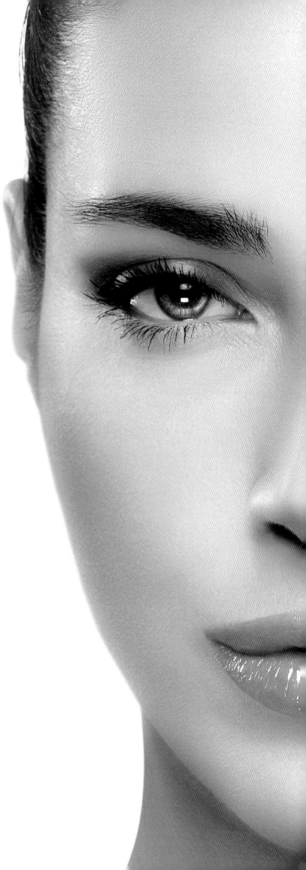

量的可能性。以上状况虽然不是100%会出现，但你怎么知道自己不是那个人品差的？你找再好的医生也没办法保证你自己的人品啊。所以既然有这风险，跟玻尿酸比又只是维持时间长一点儿而已。那就我本人来说，情愿选择玻尿酸。

最后说说童颜针是什么？

其实它的化学名字就是聚左旋乳酸（PLLA）。它是一种微粒注射型粉末，当注射进入真皮层，其成分会暂时取代肌肤流失的胶原蛋白，并渐进式地在肌肤组织中一边崩解，一边促进胶原蛋白再生，以恢复皮肤自身的修复能力。很明显这一段是我百度来的。为什么要百度，因为事实就是这样。看得懂的你就继续看下去，看不懂的你自己百度。

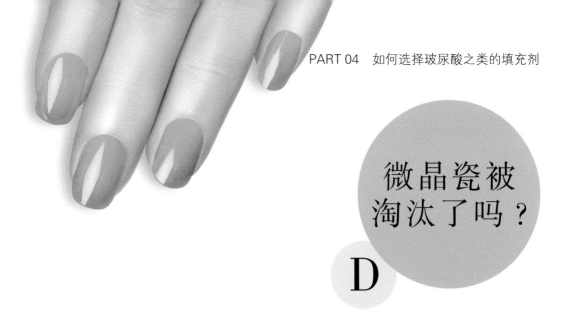

微晶瓷被淘汰了吗？

D

至于微晶瓷呢。我只是想说我不喜欢的原因也是因为它在短时间内不可降解（还原），也没办法完美地解决注射进去后越长越大、超过你预期的问题。

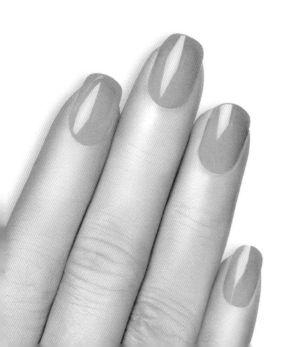

当然，你说少量多次注射也可以啊，但注射一次不要花钱的啊？用玻尿酸能一步到位的为什么还要跑那么多次？玻尿酸大分子照样可以维持那么久。

而且我为什么一再强调不喜欢不可降解的填充剂：一来是因为打坏了没办法马上还原；二来更重要的是，万一出现栓塞问题，也没办法急救，那后果可就惨咯。

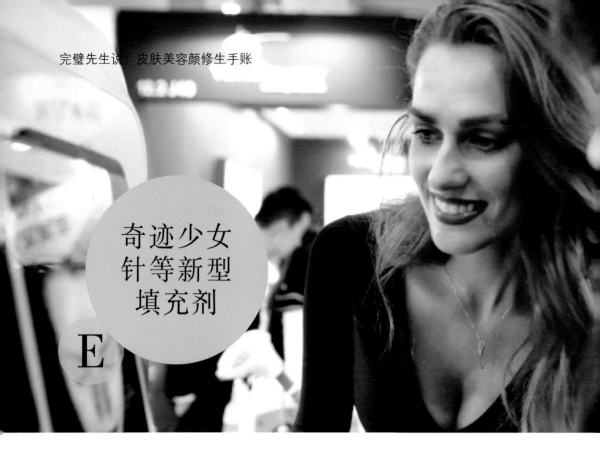

奇迹少女
针等新型
填充剂

E

奇迹少女针，它的英文名叫 Ellanse，在中国台湾刚上市，中国大陆还没有，中国香港有很少诊所在用。它是以高分子物质聚己内酯（PCL）为主要成分，将其转化成液体形式后注射到面部的填充物。通俗一点儿讲，它其实就是童颜针混合玻尿酸的一种复合填充剂，从理论上看，没什么缺点，甚至完美。注射一次，最长的可以维持5年的时间。

　　但因为临床使用的数据报告并不多，注射后的长期反应、注射深浅产生的后遗症问题，还有太多未知。而且任何一种外来物质在身体里面经很长时间才被降解吸收的话，本身就会有太多不确定的风险因素存在，所以就目前来说其结果还有待于观察。

05

一胖毁所有，还不减肥

虽然说胖只是一时的，丑才是一辈子的，但一白遮百丑，一胖毁所有啊各位读者！每一个胖子瘦下来都可能是帅哥或美女，所以趁年轻，再瘦一次吧。

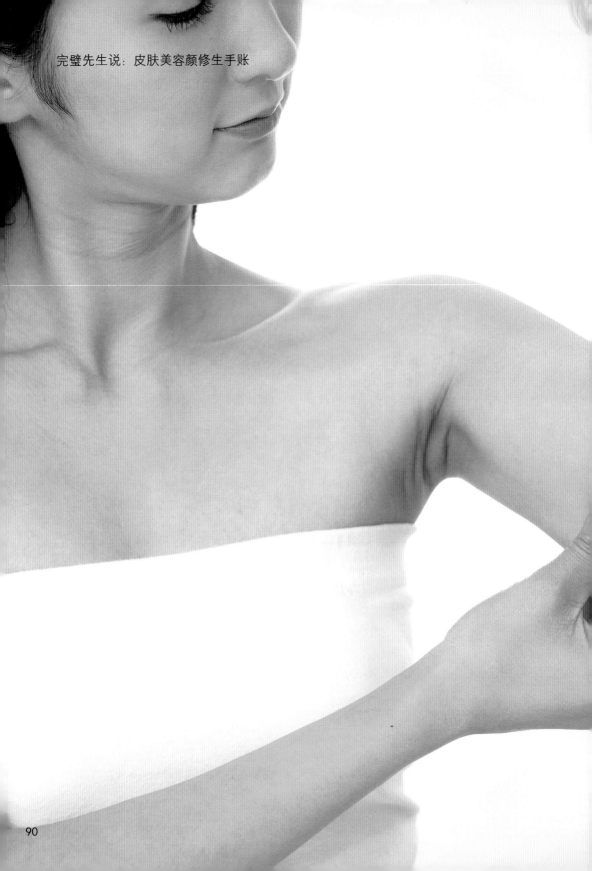

完璧先生说：皮肤美容颜修生手账

thermage®

告别蝴蝶袖

的期望值，不是效果不理想，就是价格太贵，又或是反弹太快。笔者认为最行之有效的减肥办法有 3 个：

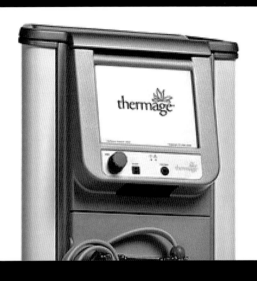
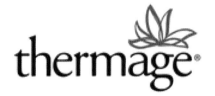

第一个就是节食加运动，第二个就是抽脂，第三个就是重新投胎。

你想指望靠打溶脂针、做减肥仪器就能瘦 20 斤（10 千克），那真的是天方夜谭了。任何溶脂产品和减肥仪器，最大的作用都是塑形，而不是消脂。

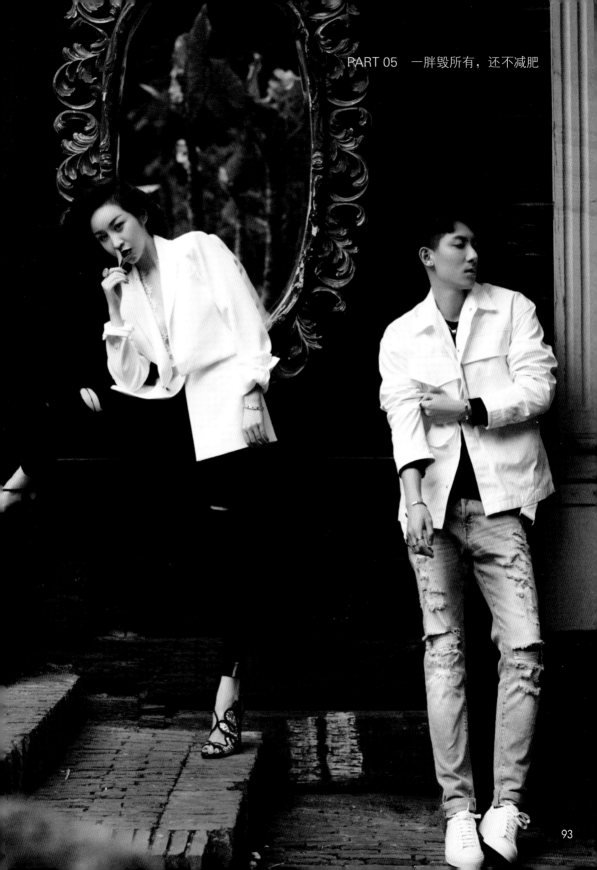

溶脂针到底可不可以打？

说说溶脂针，记得《欧洲药典》中记载的可用于溶脂的成分就有 3 种。在这 3 种成分中，我们最常见到的成分是卵磷脂和左旋肉碱，一般同一个部位都要注射 6 ～ 8 次才可以有你想要的效果。当然了，注射 6 ～ 8 次后也只是修饰掉一些你不想要的脂肪，而不是把你那块肥硕的脂肪给消除掉；因为它毕竟只是注射，能减少的量是有限的。而且也不是打完第 2 天就有效果，因为脂肪代谢是有周期的，更不要指望打完就能瘦 10 斤（5 千克），那是不可能的。最近美国 FDA 通过一款，也是唯一一款可治疗中重度双下巴的溶脂针叫 Kybella。

它的成分是脱氧胆酸，可以帮助分解脂肪，但因为它在亚洲及其他国家还没有普及，所以具体效果好不好，尚不得而知。

韩国还有一个修饰轮廓线条的针叫小颜针，这个针打完不会肿，然后 4 天就能看到效果了；缺点就是维持得时间不长，需要定期注射。但溶脂针也好，小颜针也好，用来修饰线条和一点点的小赘肉效果还是很好的。但你想用它来减肥，那还是参考本部分第一段吧。

至于有人告诉你什么打一针就可以全身瘦的，还是瘦成一道闪电的，请你用脑子想一下：这个世界真有又安全、又能瘦、又快速瘦、又轻松的方法吗？！

当你年老时，回想起来，一辈子都没瘦过，那是怎样一种遗憾啊！

超冷射是什么样的新型减肥仪器

我们常见的减肥仪器一般分为三大类，一个就是射频负压类，另一个是超声波类，再一个就是冷冻溶脂肪类，三者统称为超冷射。如果要科普机器原理的话，大家可以自己百度一下，因为产品的品牌太多了，但共同点是你指望靠这些仪器从 200 斤（100 千克）变成 150 斤（75 千克），是不太可能的。那讲了半天到底要不要做呢？当然是要做啊，不然医院怎么赚钱啊，厂商怎么赚钱啊（开玩笑啦，哈哈）？要做的原因其实是因为它们可以用来雕塑、修饰体形和改善局部肥胖，比如你哪里都瘦，唯独小腹微凸，那可以用这些仪器来做局部的减肥。如果你全身都瘦，唯独有蝴蝶袖，那也可以用这些仪器做减肥。

那这 3 种仪器该选哪一种呢？其实可以根据你的经济实力来选择，因为效果差别都不会很大。每一台仪器的副作用无外乎

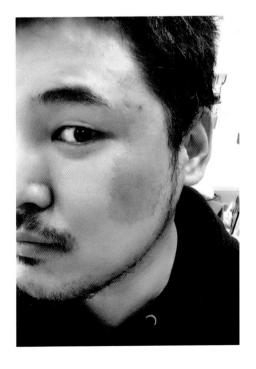

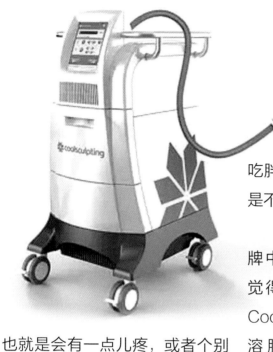

也就是会有一点儿疼，或者个别人群在做完后会有瘀青。这些反正都不会影响到你的健康，因为如果你选择知名品牌的仪器，基本上对安全质量都可以非常放心。当然必须在医院以及医生的指导下完成治疗，而且不要指望一两次就能看到什么效果，必须坚持做完整个疗程。真的很怕那种，都跟他说 1 个疗程要 6 ~ 8 次，结果他做了一两次就说没效果，然后就不做了的客人。人家都跟你说了，要做满最少 6 次才有效，你做了 2 次怎么可能有效呢？你

吃胖也不是吃一两顿就胖的啊，是不是？

至于该选这三大仪器品牌中哪一家厂商的产品，个人觉得：冷冻溶脂方面，美国的 Coolsculpting 比较好；超声波溶脂方面，美国的 Liposonix 和 Velashape4 比较好；射频超声波方面 VelaShape3 和 Thermage 比较好。对于减肥这件事，我认为只有 2 个办法是行之有效的，一个是生酮饮食法，一个是抽脂。其他通过这类非侵入式的仪器减肥，充其量只是紧致，或者暂时紧致，根本没有办法让胖子变成瘦子，这些仪器的另一个功能对我来说就是辅助抽脂手术后的修复和收紧，以上就是我对靠仪器进行减肥的一些个人看法。我只能帮你们到这里了。

完璧先生说：皮肤美容颜修生手账

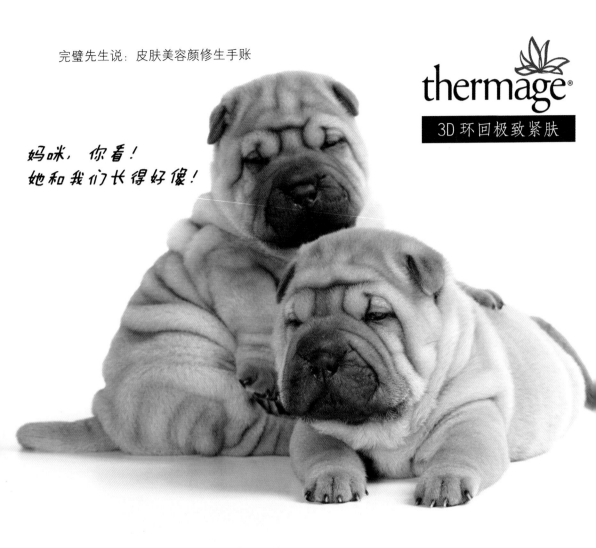

thermage®

3D 环回极致紧肤

妈咪，你看！
她和我们长得好像！

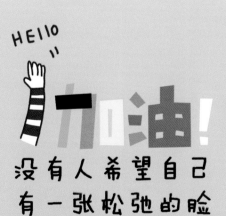

Hello

加油！
没有人希望自己
有一张松弛的脸

Ulthera

年轻＋紧致

决定不哭的日子

抽脂手术是我最终的宿命吗？

最后讲讲抽脂手术吧。痛一定是痛的，效果也一定是好的，价格有贵的，也有便宜的，恢复期也绝对是需要的。什么又不痛、又没恢复期、又效果好、又价格便宜的，那你一定是在做梦。比较常见的抽脂方式有传统抽脂、水刀抽脂、激光溶脂、威塑抽脂这4种，至于区别嘛，大家看下几页后的表格就好了，细节可以咨询医院的专业医生。个人最推荐的抽脂仪器是威塑，首先大家可以简单地看一下表格中这4种常见的抽脂方式及其区别。

然后我想说的是，在这4种方法中只有威塑是可以同时抽深层脂肪和浅层脂肪的，也是唯一一台可以进行脂肪雕刻的机器。

所以威塑不只是一台抽脂机，它还是一台形体雕刻机，可以雕刻腹肌、马甲线、人鱼线、手臂和大腿线条，甚至是双下巴和V形脸，这是其他几种抽脂技术做不到的。令人惊讶的不只如此，它也是抽脂时间最短、恢复期最短、不良反应最少的一台脂肪雕刻机；也就是说同一个人，用这4种方法抽脂的话，威塑抽脂的恢复期最短，对脂肪以外的组织破坏最小，做完皮肤还能保持紧致，威塑甚至是全身任何部位都可以抽的一台仪器。威塑抽脂后的出血量也非常少，手术时间又短，医生操作又轻松，许多部位甚至不用全身麻醉，也不用穿1年的塑形衣，威塑真的是抽脂界的神器NO.1。

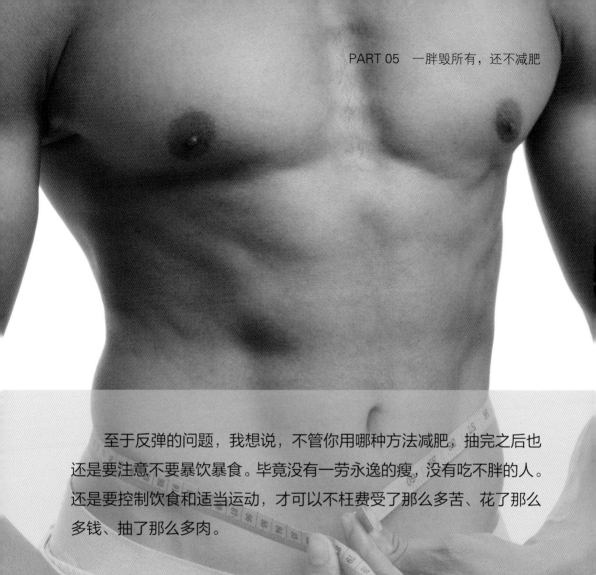

　　至于反弹的问题，我想说，不管你用哪种方法减肥，抽完之后也还是要注意不要暴饮暴食。毕竟没有一劳永逸的瘦，没有吃不胖的人。还是要控制饮食和适当运动，才可以不枉费受了那么多苦、花了那么多钱、抽了那么多肉。

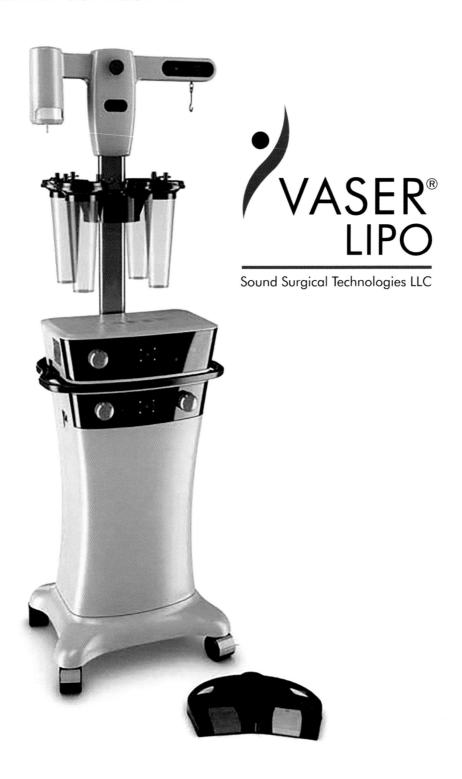

VASER® LIPO

Sound Surgical Technologies LLC

4 种抽脂方式的区别

	威塑（VASER）抽脂	传统抽脂	水刀抽脂	激光溶脂
作用原理	音波气泡乳化脂肪	抽脂管撕裂拉扯抽吸脂肪	用最大量的抽脂药水冲散脂肪再抽吸	用激光震波能量打破脂肪
脂肪选择性	O 作用于脂肪	X 作用于所有组织	X 作用于所有组织	X 作用于所有组织
结缔组织	O 组织大部分保留（安全）	X 大部都被破坏	X 大部都被破坏	X 大部都被破坏
皮肤紧致	O 保留结缔组织·皮肤自然紧致	X 结缔组织都被破坏·皮肤松弛	X 结缔组织都被破坏·皮肤松弛	O 用激光热效性紧致皮肤
适合部位	大小部位皆宜	适合大部位	适合大部位	适合小部位
可做表浅部位	O 可以雕塑马甲线	X 无法雕塑线条	X 无法雕塑线条	X 无法雕塑线条
可做纤维化组织	O 用音波能量可做很硬的部位（如：背部或二次抽脂客户）	O 外力拉扯硬的部位，易造成组织创伤	O 外力拉扯硬的部位，易造成组织创伤	O 用激光能量，但要花长时间
出血量	极少。只作用脂肪，不破坏血管	大量。除脂肪外，还会破坏到血管	少。大量的药水留存体内，不易新陈代谢	少。用激光能量可收缩血管
术后恢复期	短。音波气泡分离脂肪，创伤小	长。撕裂拉扯创伤大，恢复期长	长。撕裂拉扯创伤大，恢复期长	短。仅做小区块，故恢复期短
脂肪雕刻术	O 男性六块肌、女性马甲线	X 无法做浅层脂肪精雕	X 无法做浅层脂肪精雕	X 无法做浅层脂肪精雕

威塑抽脂

- 深层脂肪、浅层脂肪都可以抽。
- 对组织的伤害小，出血量少，比较不痛。做完皮肤紧致、平整、不松弛。
- 恢复期短、瘀青少。

威塑脂雕

- 70% 脂肪细胞可存活并用于自体填充。
- 可雕塑双下巴、手臂、浅表脂肪。
- 男士：可脂雕腹肌、胸肌线、二头肌、人鱼线。
- 女士：可脂雕马甲线、水蛇腰、V 脸、蜜桃臀。

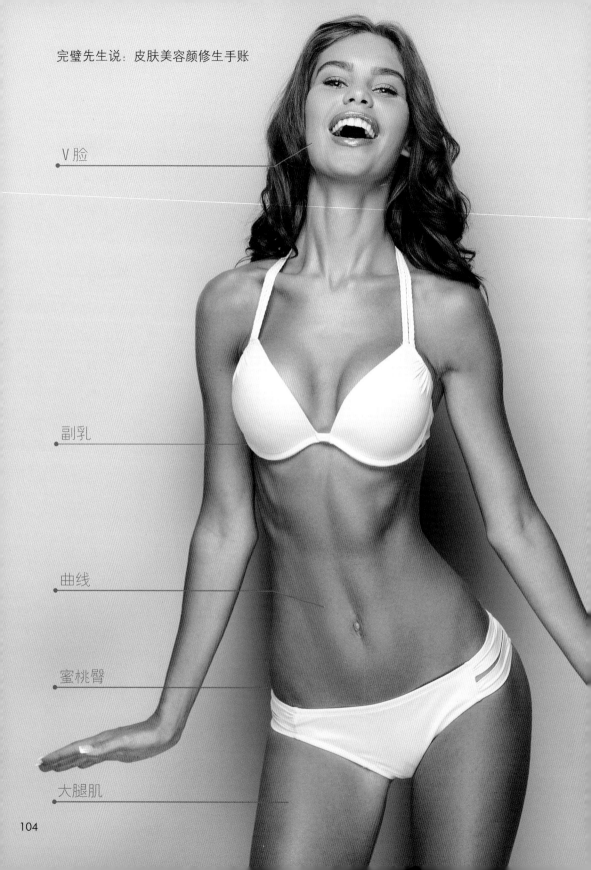

V 脸

副乳

曲线

蜜桃臀

大腿肌

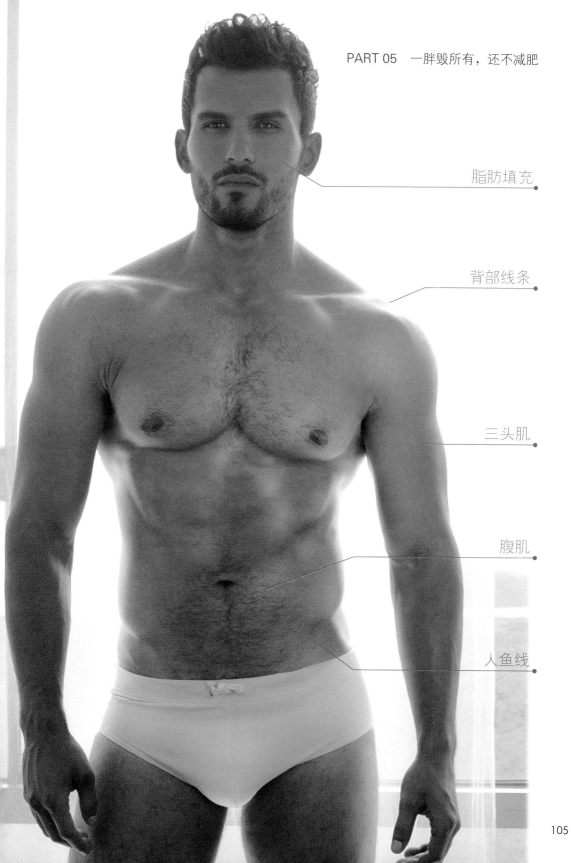

脂肪填充

背部线条

三头肌

腹肌

人鱼线

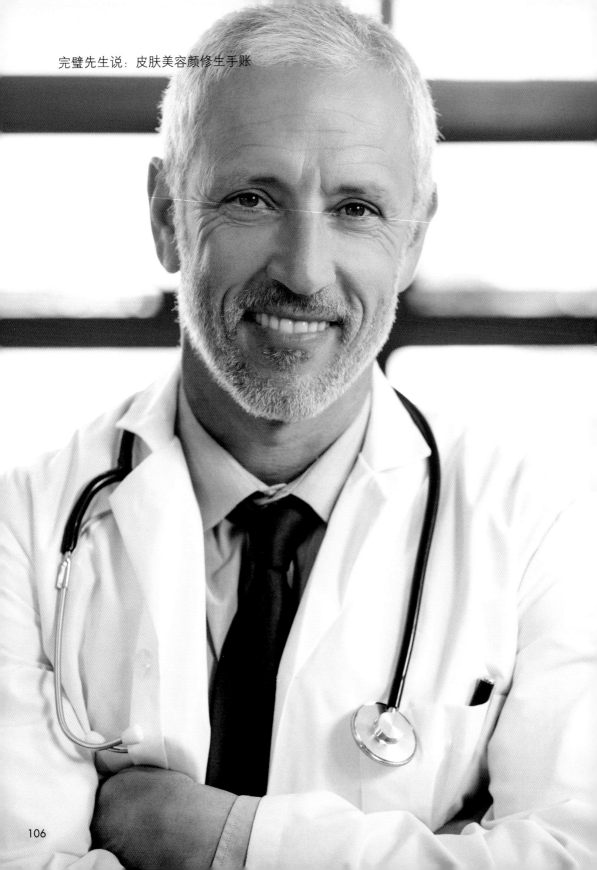

06

肉毒素之必须要表扬它一下

都是 21 世纪的新时代女性了，别再谈"毒"色变了好吗？什么"会不会有副作用""会不会面部僵硬""会不会有依赖""等老了再打吧"……拜托了各位，人家都在等 iPhone11 了，你还在纠结 iOS 系统是不是比安卓系统好用？

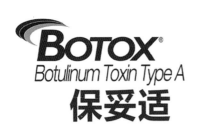

一针定格
小脸时代

装在瓶子里的希望 等待潘多拉的打开

必须要表扬它一下

肉毒素的一系列中文名、化学名、英文名，
我觉得大家也不用去记，反正就是一种药，名叫肉毒素。
它的原理说得通俗一点儿，
就是这个东西可以阻断你的神经末梢分泌乙酰胆碱——
这关美容什么事？

都什么年代了，
还在谈"毒"色变

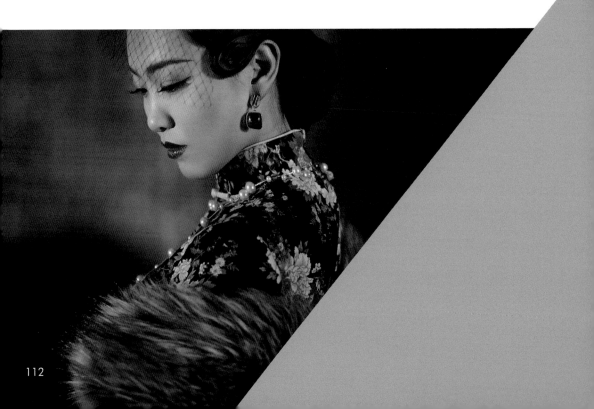

科普时间

我们的肌肉不可能自己没事就在那里动来动去吧，一定是接收到脑子发出的信号它才会运动。但谁发来信号呢？就是我们的神经。那神经怎么给肌肉发出信号呢？总不见得微笑、握手、say hello、"hi 哥们儿你动一下"吧？其实是通过神经的尾端释放出一种称为乙酰胆碱的物质，这种物质一旦碰到肌肉，肌肉就知道大脑让它动了。那么肉毒杆菌就是用来阻止神经的末端释放这种物质，让肌肉接收不到信号，肌肉就会放松了。那我们的面部表情也好，咬肌也好，其实都是因为面部肌肉太活泼，才导致你在做表情时会出现那深深的"索马里海沟"。所以简单地说，肉毒素其实是很好的祛除面部皱纹和治疗咬肌肥大的一个产品。

基本上当你长出第一条皱纹的时候，就别指望靠什么按摩、搽面霜就能让它消失了。你能做的只有打肉毒素，或者就这么一直丑下去。别问我"那肉毒素可不可以祛斑、祛痘、祛黑眼圈、祛毛孔？"你能别那么贪心吗？

你应该问的是："那肉毒素有什么副作用吗？因为听说很多人打了面瘫，很多人打了不自然"。我想说，那些面瘫的、僵硬的、不自然的人，你有仔细去分析过是肉毒素本身就有很大的副作用，还是说他们找了不专业的医生吗？

撇除这些因素，打肉毒素让你面瘫和不自然的概率真的也就和中彩票一样了。产生这些状况的原因其实有很多，我们要做的是避免这些原因的发生，而不是去恐惧肉毒素。毕竟满脸老人皮不 Care 是你的事，但你出门逛街了，也会影响路人看风景的心情吧。

　　如何避免肉毒素的副作用其实很简单，那就是少量多次，不要贪心。不在不建议注射的部位注射、不过量注射；小剂量地打，把次数增多；不要指望打 1 次可以维持 1 年、打 3 次可以维持一辈子，那是不可能的。对于大部分人来说，通常肉毒素的维持时间就是 4 ~ 6 个月，所以你可以 1 年打 2 次，保持完美状态。

　　不用去担心什么以后不打了会不会皮肤老化越来越严重、皱纹越来越深，其实你不打肉毒素，那些皱纹也不可能越来越少的。而且与其担心以后，你还不如想想那么年轻就一脸的老人皮这样好吗？

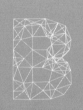

如何避免网络中
谣传的
肉毒素的副作用

也真的不是不打肉毒素以后会瞬间老化，
而是你本来就在自然衰老，肉毒素只是一直让你逆龄了。
突然有一天你不打了，
它只是还原到你本来就该自然老化的状态，
而不是因为肉毒素让你变老的。

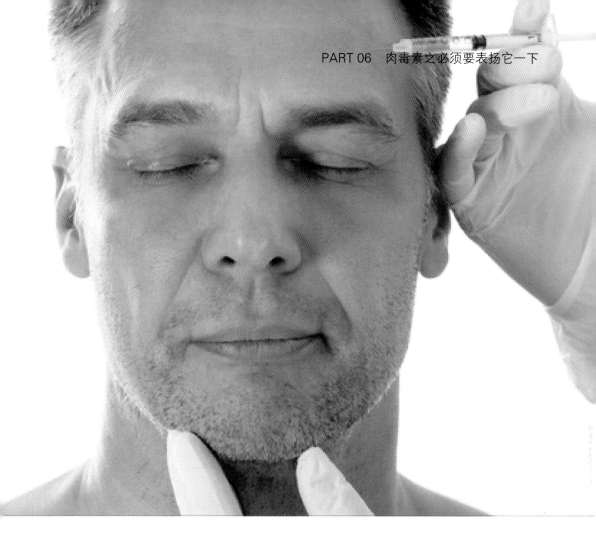

　　一个人每天都看着自己没皱纹，多年过后突然某一天因为没有打肉毒素，一下子从 40 岁的脸变回了原本 50 岁该有的脸，谁都会不适应。谁美过了会希望自己变丑？只有你一直都那么丑的时候，你才会习惯自己那个样子，也不会觉得又多了一条皱纹有什么了不起的。

　　当别人把打肉毒素当成家常便饭、永葆青春的时候，你还在那边为一条皱纹纠结用哪个牌子的去皱面霜而烦恼，然后花了好几千元买来各种保养品，结果那条"索马里海沟"还是在脸上深深地趴着的时候，我想告诉你的是，这就是人生。

肉毒素在医学
美容领域的运用

　　言归正传，为什么说肉毒素是人类医美史上的伟大发明，那是因为它的用处真的太多了。不但可以除皱，还可以瘦肩颈。当然了，并不是每一项的效果都很明显，也不是每一项的效果都会让你满意，但起码一定是非常非常好的除皱不二之选。至于其他效果，请在专业医院、专业医生的指导下进行吧。

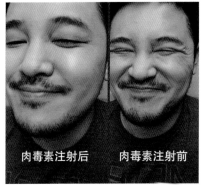

肉毒素注射后　　肉毒素注射前

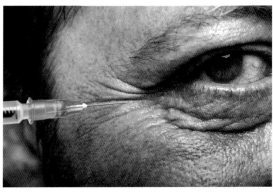

没有拿广告费的肉毒素
品牌推荐

有的读者会关心的就是那么多肉毒素品牌应该选哪个？是的没错，从包装剂量上讲，有 50U 的，100U 的，200U 的。这个其实对于消费者来说不重要，因为医生会替你选择适合单位的肉毒素注射在你的脸上、身上，消费者可以做的是挑选品牌。

肉毒素有美国、中国、韩国、德国的品牌，我个人最推荐的是美国艾尔建（Allergan）公司出品的保妥适（Botox）。至于为什么，我就不说了，并不是因为其他品牌给我钱，说保妥适的好话我也没什么好处。只是分析了那么多其他品牌的肉毒素，对我来说，Allergan公司的 Botox 是最好的。我甚至常跟朋友们讲一句话，那就是"要打肉毒素，就打 Botox，不然就别打了。"当然了，我也不是说其他牌子的不好哦。

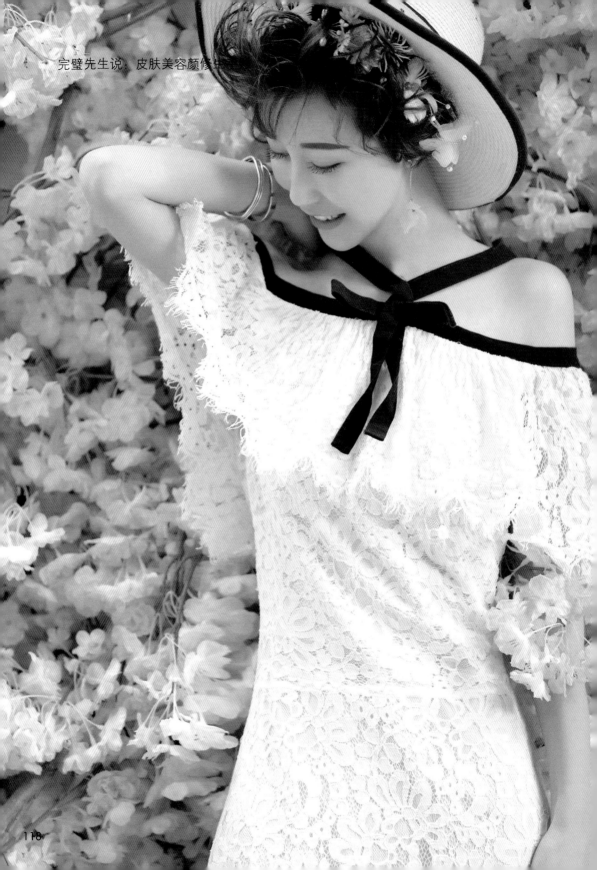

07

医学美肌疗肤是什么东西

到了某个年纪，你就会发现，不 do something 一下，真的拼不过年轻人了。想做一个上了年纪的小姑娘，其实也不难。

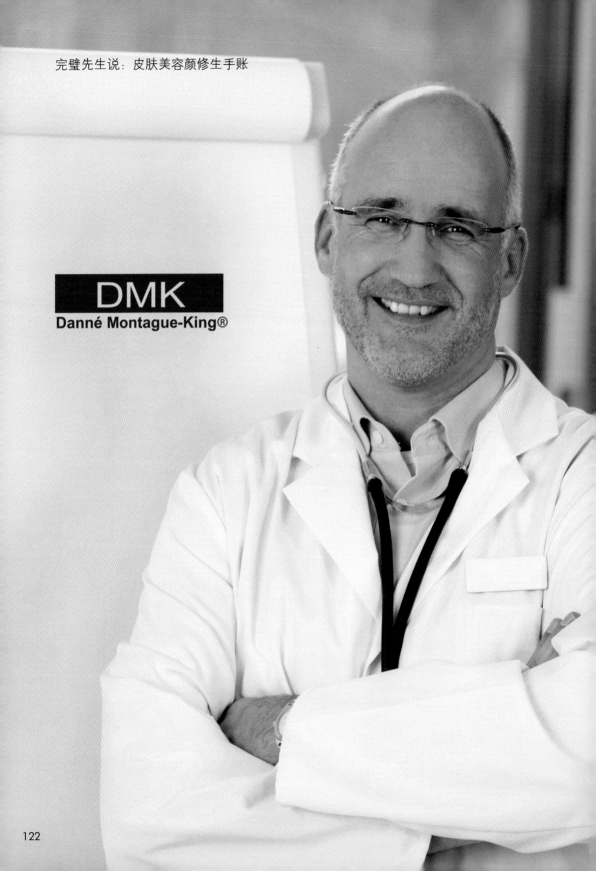

完璧先生说：皮肤美容颜修生手账

DMK
Danné Montague-King®

A

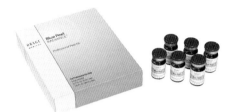

蓝精灵焕肤
这个名字好卡通

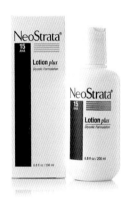

我们常听到的化学焕肤应该就是果酸焕肤了。这个技术的曝光度很高，几乎每家诊所都会有这个项目。比较常见的化学焕肤品牌是 Blue Peel，即蓝精灵焕肤，它是利用蓝色染体 TCA 三氯醋酸混合而成的焕肤治疗药品。它比一般的果酸或水杨酸的焕肤效果更深层，可改善更多皮肤问题。

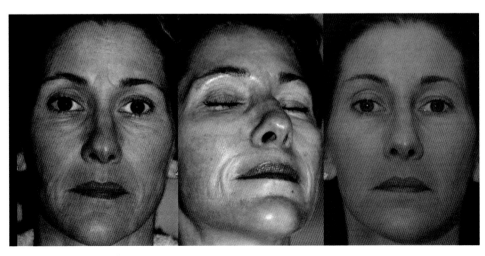

另一个品牌就是 NeoStrata 的果酸。它是从水果中提取的各种有机酸，是存在于多种天然水果或奶酪中的有效成分，包含葡萄酸、苹果酸、柑橘酸及乳酸等。因其大多数成分是从水果中提炼，故称果酸。

这些有机酸都可以治疗青春痘、调理油脂分泌、细致皮肤表层、淡化面部细纹、淡化黑斑和老人斑、改善粗糙的皮肤、改善皮肤角化症和厚皮现象。一般 4 ~ 8 次为 1 个疗程，疗程结束后皮肤会干净、白皙，充满光泽和弹性。

焕肤疗程并不会让皮肤越做越薄，所以皮肤薄的客人完全不用担心。只要在专业医院专业医生的操作下使用化学焕肤产品，它还是一个相对来说很安全有效的产品。

恢复期：如果硬要说一个美中不足的话，那就是个别人士可能会因为疗程的不同以及个体差异而出现脱皮现象、色沉现象。这也算是一种恢复过程吧。有一种解决办法就是在做完化学焕肤的疗程后，不停地搽保湿面霜，让皮肤保持湿润，这样可以减少干燥脱皮带来的不舒服的感受。然后注意防晒，不要使用刺激性护肤品。也不要密集地做，这样可以大大减小色沉发生的概率。除了三氯醋酸和果酸之外，水杨酸、杏仁酸、柠檬酸、维生素 A 酸也是化学焕肤的类别。因为效果和原理都大同小异，所以完全可以交给医生帮你选择。

需要注意的是，操作后除了 1 周内禁止做面部美容、染发，使用磨砂膏、脱毛膏外，也不可以使用美白类产品、去角质类产品和维生素 A 酸类产品；做好保湿和防晒，不要去撕扯脱下的死皮，亦不要在家自己操作，除了一定要找专业的皮肤科医生操作之外，还有其他的注意事项，可以在治疗完成后询问专业医生。

　　总而言之，激光可以治疗的很多项目，都可以用化学焕肤来代替。其实开医美诊所最节约成本的方式，就是"化学焕肤 + 肉毒素 + 玻尿酸"，因为这样已经可以解决 80% 的皮肤问题了，这些就能开业了，等有足够的钱再去买仪器和开展手术项目。由此可见，化学焕肤真的可以使我们得到美丽。

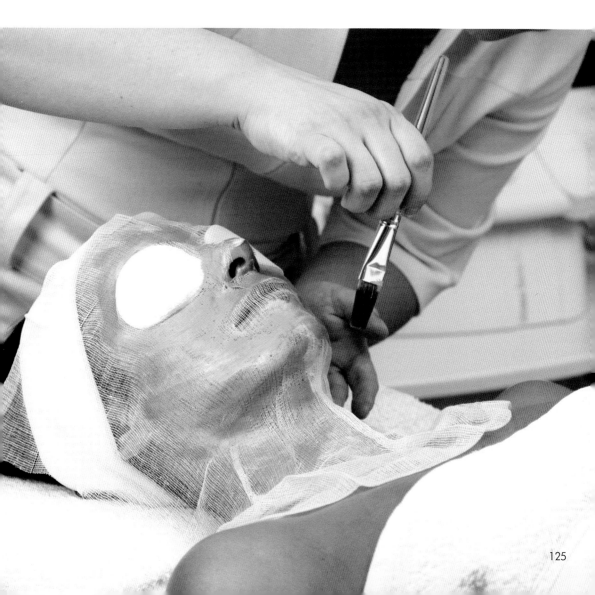

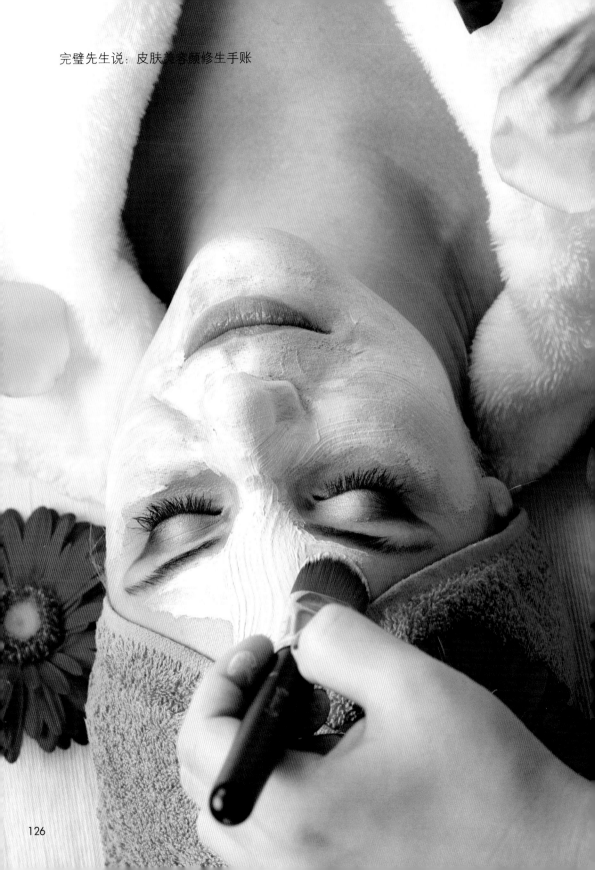

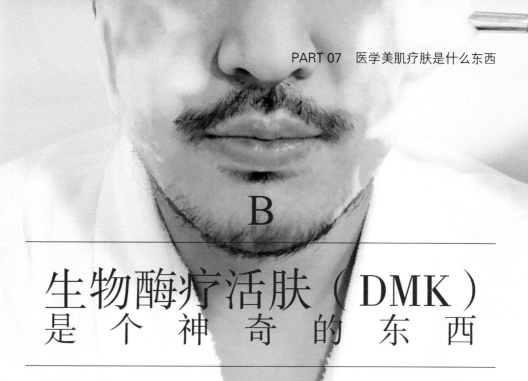

B

生物酶疗活肤（DMK）
是 个 神 奇 的 东 西

DMK 其实就是一个完整的皮肤管理中心体系。

　　真正的皮肤健康管理是从皮肤深层取得自然平衡的结果，而不是皮肤表层暂时性的改善；真正的皮肤健康管理不仅要对皮肤表面有效，更要解决皮肤的真正需求。这也是 DMK 所倡导的生物内稳态原理（Homeostasis），与中国中医的阴阳协调哲学不谋而合。中医从来不会头痛医头、脚痛医脚，而是以系统性思维调理整体的生理平衡状态，以达到最佳的内外健康状态。DMK 就像是西医里的中医，将先进的西方科学与高深的东方哲学完美地结合到了一起，从而形成了一个完整的辅助医学皮肤健康管理体系（Para - Medical Skin Management System）。之所以称之为"体系"，是因为 DMK 所提供的从来不是一支单品、一次疗法或任何单一层面的治疗，而是根据皮肤不同状态提供三维立体的系统解决方案：治疗原理 + 专业疗程＋家用处方。每一支单品都具备针对性，每一次治疗都彻底改善皮肤的内环境，每一个疗程都是根据皮肤的不同状态而量身定制。瓶瓶罐罐在 DMK 的世界里仅仅是工具，DMK 品牌最伟大的是理念。而理念无法被复制，因为 DMK 的效果都在印证其理念的科学性与可行性。无须任何仪器、无须整形动针动刀，单凭 DMK 的辅助医学皮肤管理系统即可给你一副焕然一新的容貌。因为 DMK 相信所有的皮肤问题都是由内部皮肤功能失调引起的，通过调理整体内部包括微循环等功能环境来调整皮肤表现的外观状态。亚健康皮肤可以得到彻底改善的同时，包括衰老、色素沉着、痤疮、敏感甚至瘢痕等问题皮肤也可以从根源上得到针对性的改善。

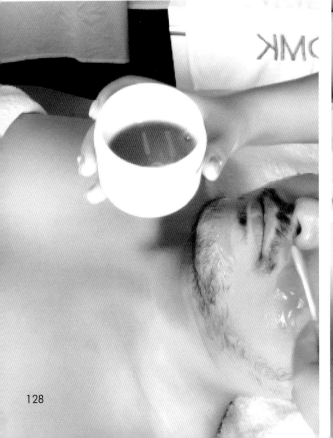
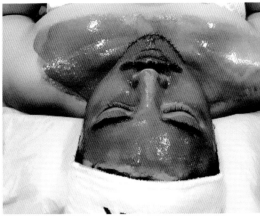
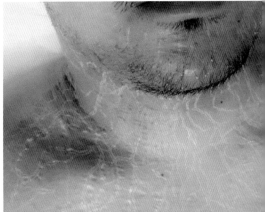

　　丹尼（Danne）博士发现，人体的皮肤细胞具有"聪慧的"识别能力：人体皮肤的细胞不能对所有物质都有反应，而只是对它们能够识别的化学物质做出反应。如果遇到与人体自然生成的物质相似的化学物质，皮肤细胞就会做出积极的反应。因此，任何强加于机体的外界干预疗法，都必须尽可能地接近机体内的化学物质，并依赖人体自身，自然地利用与合成有利的化学物质，从而为皮肤细胞创造出最理想的生存环境。

　　尽管人们的种族、性别、年龄和皮肤状态千差万别，但皮肤健康管理的基本理念和原则是相同的。DMK 的疗法力图与人体的化学环境相匹配，使机体产生积极的反应。Danne 博士将他的系统疗法高度概括为 4 个阶段：净化——重建——防御——维持。

　　为了成功地对皮肤进行科学有效的管理并达到长远效果，皮肤管理需要完成全部的 4 个步骤，失去其中任何一环，都不可能达到理想的效果。可以说，除了整形外科手术，解决好皮肤问题的方法再也不会超出这 4 个方面了。

　　DMK 就是基于皮肤细胞的新陈代谢和营养需求的生理特点，选用能被皮肤细胞识别和接受的成分为原料，遵循皮肤细胞自身生长和代谢的规律，激发皮肤细胞自我修复潜能，使皮肤以外达内、由内养外、气血顺畅，从而拥有健康、自然与美丽的肌肤。全面系统地皮肤健康管理也是 DMK 理念的旗帜所在。

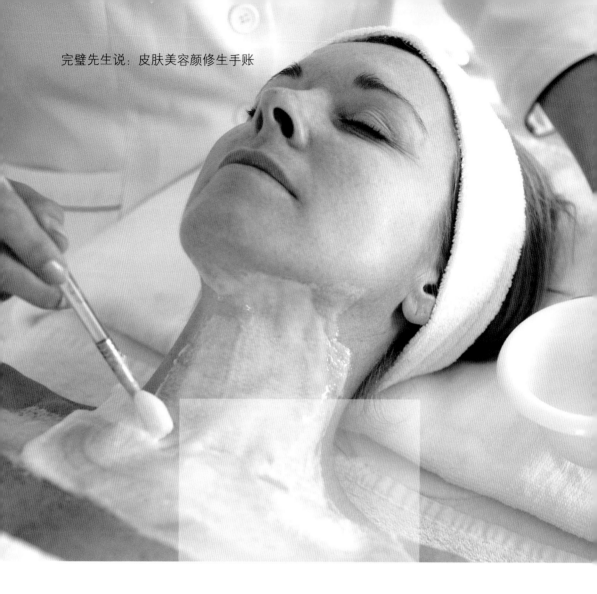

　　我们每个人皮肤的状态都是错综复杂的，真正拥有完美皮肤或者说完美脸蛋儿的人有没有呢？说得好听一点儿是凤毛麟角，说难听一点儿就根本找不到。我们的皮肤要么又干又敏感还时不时冒痘痘，要么有斑还有皱纹，要么肤色暗淡还有皮肤松弛下垂，要么有外伤瘢痕还有色素沉着。如果说有一个成分所向披靡，有一个单品无所不能，有一个疗法包治百病，或有一个仪器能解决上面说到的所有问题，你相信么？你敢用么？反正我是不相信的，也是绝对不会去用的。

　　而 DMK 半个世纪以来，始终坚持做最科学、最有效的皮肤健康整体管理，根据每一位顾客的皮肤状态判断出皮肤的所有问题，做出最精准的诊断：

★	★	★
从状况百出调整到健康稳定，从健康稳定最终调整到饱满紧实的年轻状态。	从表皮到真皮到皮下组织，深达肌肉、筋膜。	从细胞到细胞间隙，从血液循环到淋巴循环。

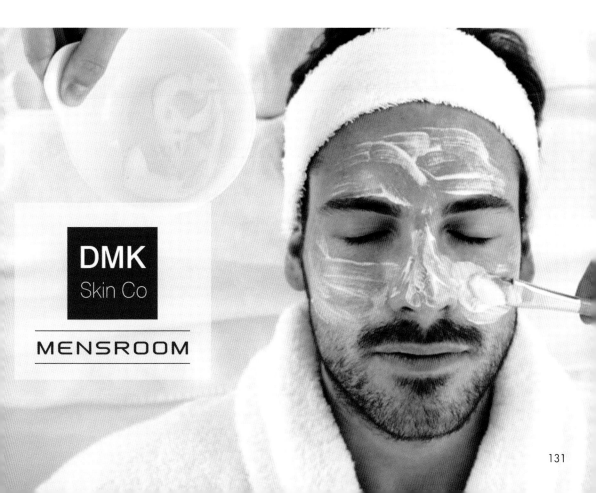

开出最对症的专业疗法和家用处方，并随着顾客皮肤状态的改善随时调整方案，真正实现"一人一诊一方案"的个性化专业皮肤管理。

所以说 DMK 的系统方案，一定是由多个不同疗法、针对性的专业单品、最适合做家居处方的产品构成的，可以说是有靶向性、有计划、有目标的综合解决方案。

为了达成全面完美的修复，保持年轻健康的状态，实现长远稳定的效果，DMK 辅助医学的皮肤管理，会通过紧密相连的净化—重建—

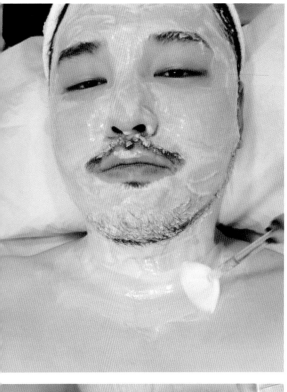

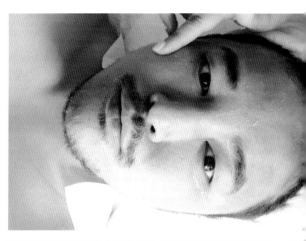

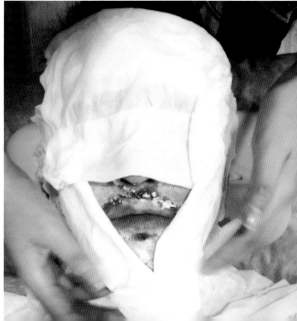

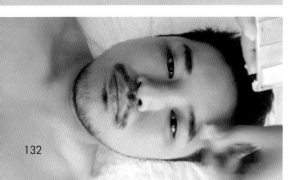

DMK 产品的安全性和高效性：

◆ DMK 产品同时通过了美国 FDA 认证、中国 CFDA 认证、欧盟
　 CPNP 认证（你听说过连容器都要检查的严格认证么？好吧，
　 CPNP 就是这么严苛的认证机构）。

◆ 无论是专业处方还是家居处方，都具有来自于制药生产线甚至实验
　 室的制药级质量。

◆ 使用透皮技术让有效成分透达细胞和细胞间隙。

◆ 所有成分都来自于植物性提取的高活性、高浓度提纯。

◆ 所有成分中不含石蜡、羊毛脂或人工合成的聚合物。

防御—维持这四部曲，遵循皮肤新陈代谢的自然机制，来强化皮肤自
身的防御机制，激发皮肤自我修复的潜能，修复受损的细胞结构，恢
复皮肤本身的各项功能，从细胞层面解决各种皮肤问题，达到皮肤应
有的自然、健康、年轻的状态。脱离了其中任何一个环节，都不可能
达到理想的效果。

　　DMK 起源于 20 世纪 60 年代的美国，半个世纪以来，在全球包
括中国、美国、英国、澳大利亚、俄罗斯、德国、乌克兰等 30 多个
国家和地区，经过专业医师的临床观察、经过挑剔客户的效果验证，
是适用于绝大多数皮肤（甚至是敏感皮肤）而绝无副作用的，不会产
生依赖性的国际性专业品牌。

DMK 最独特之处就是在治疗之后我们可以不借助任何仪器肉眼直观地看到行血现象，也就是像地图状或者说蜘蛛网状的末梢毛细血管网呈现在我们的皮肤上。这个行血现象一般维持 15 ~ 30min 就会自行消退。如果能够出现行血现象，那么恭喜你，说明你皮肤的末梢血液循环处于一个非常良好的状态，各种皮肤问题和细胞损伤会在短期内得到快速修复。如果第一次治疗没有出现这样的行血现象，也不用灰心，坚持做 2 ~ 3 次治疗你就可以看到自己血液循环的改善，坚持做完 1 个疗程，相信你就能够看到你所期望的完美行血图。

没听说过 DMK ？不怪你们。谁叫 DMK 在广告和宣传上没有投入大量的金钱和精力呢（这完全不符合市场规律好不好，怪不得在亚洲如此低调，能存活半个世纪也算是奇葩了）。这一点我也曾听品牌创始人 Danne 博士说过，DMK 更专注于配方的升级、产品的研发，更注重于引导顾客正确了解自己皮肤的实际问题和真正需求，帮助顾客用科学的方法解决各种皮肤问题，恢复或保持青春自然的容颜，从而更自信地面对生活。好吧，不得不承认，这才是真正专业品牌做事的态度，才是真正的品牌魅力。

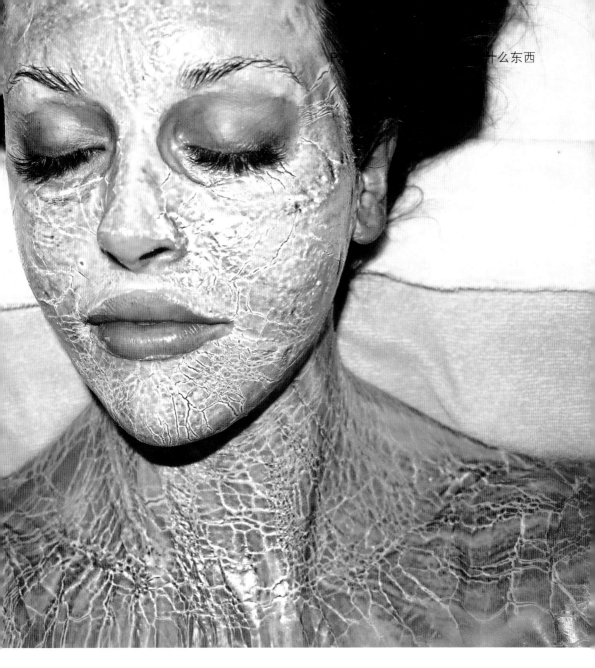

什么东西

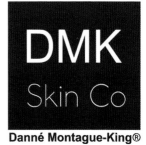

Danné Montague-King®

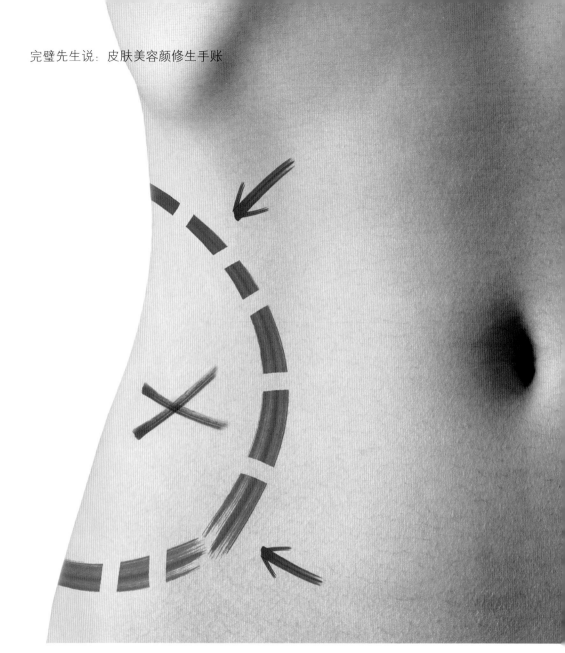

幸福 G 秘

G 紧激光

08

不得不说的激光

一把年纪之后，也有人赞你是女神，这也许就是保养的意义之一吧。

全像素 II 代

再也不怕和

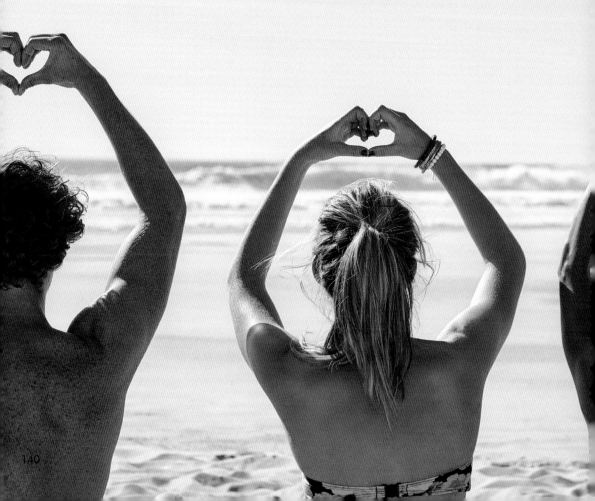

超皮秒激光
日光玩游戏了

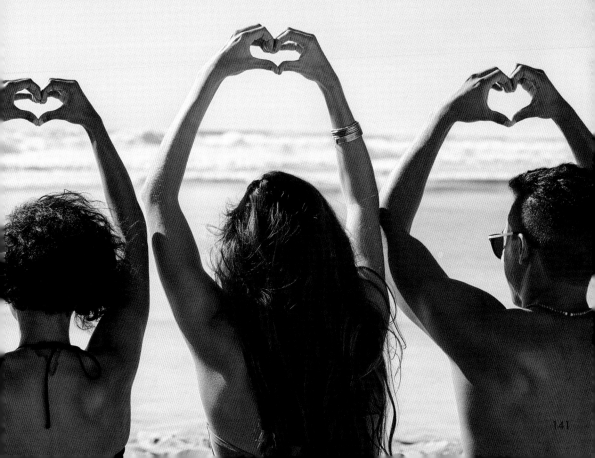

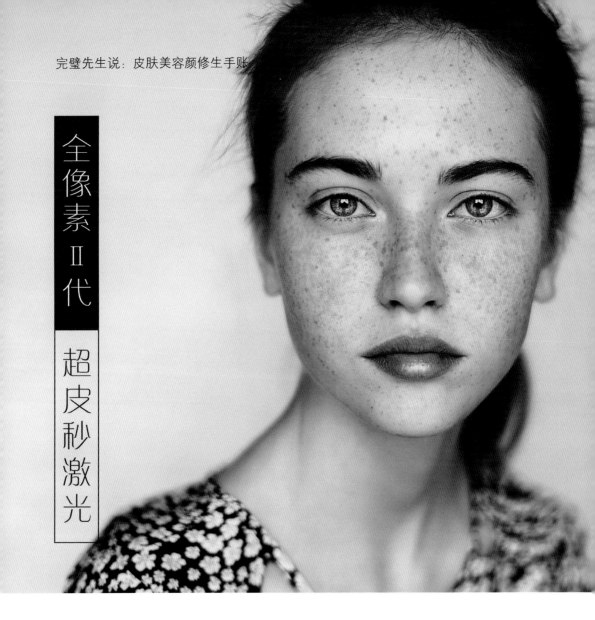

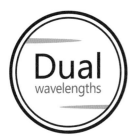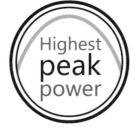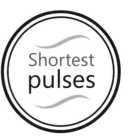

全像素Ⅱ代

超皮秒激光

双波长(532nm&1064nm)
· 适合不同肤色的波长
· 去除多色刺青

高瞬间能量
· 色素斑震得最碎
· 缩减治疗次数

短脉冲时间 (超皮秒)
· 去除小粒子色素
· 热伤害少，恢复期短

比头皮屑还多的
激光名称是如何分类的

　　做为普通的消费者，我们进了诊所常会被天花乱坠的激光名称给搞糊涂，什么染料激光、樱花激光、粉饼激光、净肤激光、G紧激光……眼花缭乱了吧？

　　好吧，忘了这些吧，Magic！让我们从另一个角度记住这些激光。其实这些激光项目里面很多都跟美白针一样，只是取了一个花一样的名字来迷惑你，说穿了它就是方便面，不要以为它烫了自然卷我们就不认得它是谁了。

　　科普时间：首先哦，我们来看一张表格。

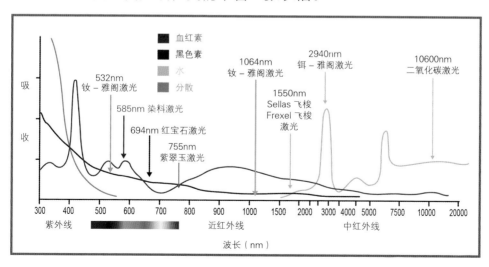

组织三大发色基的吸收光谱与各种激光之波长

　　这幅图就是激光的真面目。其实在医生眼中，激光是按波长来命名的。不同波长的激光有不同的治疗效果，而同一个波长的激光会因为生产厂家的不同和医院宣传的不同而被叫作不同的名字，但归根究底，它们的作用都是一样的，因为波长相同。利用不同的光波对皮肤表面水分、血管、黑色素造成不同的刺激，来治疗不同的皮肤问题。

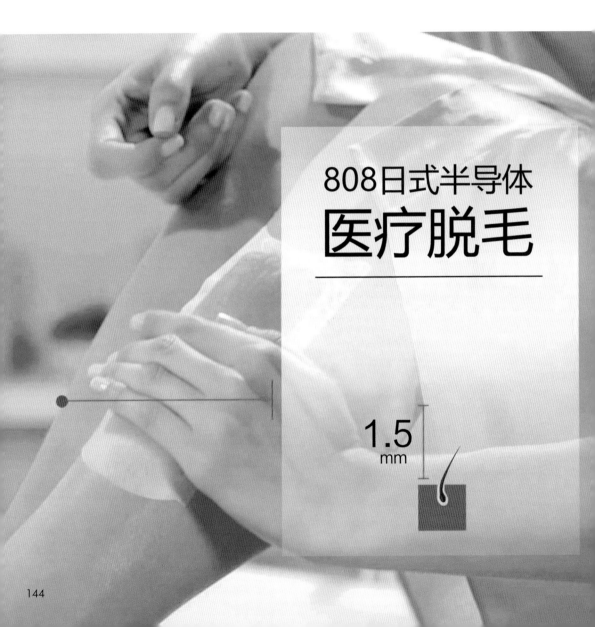

808日式半导体
医疗脱毛

1.5
mm

　　关于激光医美的图书和网络上的参考数据非常多、非常详细，大家可以通过各种方法，对不同波长激光的大概治疗范围有所了解。这样下次去医院就可以直接跟医生谈我要做多少波段的激光？而不是被医院那些杂乱的激光名字给看花了眼。

　　当然了，同一个波长的激光会因为厂家选用不同的配件和技术而有优劣之分。一般以色列生产的激光仪器都会比较好，应该说最有名。激光仪器的价格差异也真的可以说是天差地别，最便宜的是 2 万元一台，最贵的可达 200 万元一台。

　　你问我有差别吗？这不废话吗，当然有了。如果 2 万元一台的仪器的效果跟 200 万元一台的仪器效果一样，那还会有买 200 万元一台仪器的医院吗？通常医院使用的激光仪器都在 50 万元上下，而那些工作室、美容院使用的激光仪器大多数都只要 2 万元上下。当然心善一点儿的美容院可能会选择韩国产的仪器，一般在 20 万元左右；能用 200 万元一台的激光设备那么豪气的美容院，真的不多见。

　　关于激光其实可以展开很多内容讲，但国际上比较时髦的做法就是做双机。同时做 2 种不同波长的激光，目的也是为了取长补短，毕竟每一种波长都有它的特长。除此之外，还可以选择相对比较新的技术——皮秒激光，与一般激光的具体区别大家可以看几页后的表格。只是皮秒激光的价格还是比较贵的，皮秒激光的唯一的缺点大概就是太贵了。

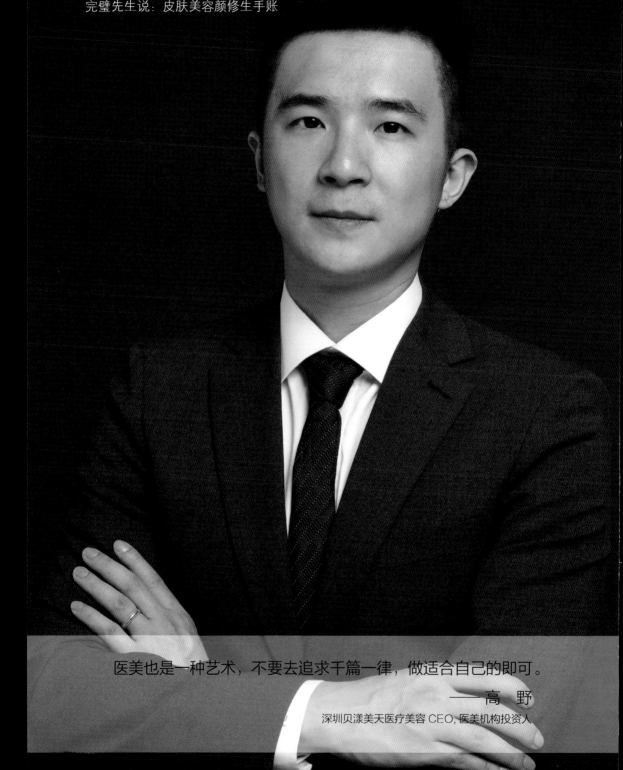

医美也是一种艺术，不要去追求千篇一律，做适合自己的即可。

——高 野

深圳贝漾美天医疗美容 CEO，医美机构投资人

比较传统激光、蜂巢皮秒激光的优缺点

除刺青项目	传统激光	蜂巢皮秒激光
清除颜色	以黑色、蓝色为主	可清除黑色、蓝色、绿色、紫色、棕色等颜色的刺青
刺青时间及效果	半年内的新刺青，清除效果不佳 一年以上的刺青，清除效果较佳	可改善半年内的新刺青 一年以上的刺青，清除效果极佳
平均治疗次数	4~10 次，甚至超过 10 次以上	4~8 次，可解决大部分的刺青
副作用	容易有破皮伤口、水疱及瘢痕	出现肿胀、偶有小水疱，产生瘢痕概率大幅降低
平均治疗间隔	每次间隔 6~12 周	每次间隔 4~6 周
恢复期	6~18 周	2~6 周
单次改善效果	少	佳

现在比较流行的四大皮秒激光品牌中，最出名的应该是在中国台湾，某大陆女明星做过的 755 蜂巢皮秒（来自美国 Cynosure 公司）。

而我个人最喜欢的是美国 Cutera 公司生产的、世界上唯一一个采用双波长（1064nm+532nm）和双脉冲（750nm+2nm）为特色的激光系统，也是继 755 蜂巢皮秒激光后第 2 台获得美国 FDA 认证的皮秒激光。而这家公司的特点就是把所有广告宣传的钱都用于研发了，所以知名度可能不及其他品牌，但他们的产品绝对是没话说。

如果你要我推荐的话，我一定是会推荐美国 Cutera 公司生产的第二代皮秒激光。它与第一代 755 蜂巢皮秒激光的区别可以见下表：

第二代与第一代皮秒激光的区别

	第二代皮秒激光	第一代皮秒激光
波　长	1064nm + 532nm 双重脉冲	755nm
原　理	光震波 + 光热效应	光震波
斑　点	深浅层斑点、混合斑点皆可	深浅层斑点、混合斑点皆可
刺　青	黑蓝色或墨色、红色调刺青	黑蓝色或墨色刺青
肤　色	激光波长可达真皮层，刺激胶原蛋白再生，改善肤色，细致毛孔	胶原蛋白受热收缩，紧致肌肤
麻　药	麻醉药膏	麻醉药膏
伤　口	浑圆击发，能量稳定，提供安全治疗	能量控制不当较容易并发副作用
舒适度	微红没伤口或轻微结痂	伤口轻微红肿，可能有小水疱，斑点处结痂
恢复期	无	短
反黑概率	10% ~ 20%	20% ~ 30%
治疗次数	4 ~ 6 次，可能较少，视治疗深度而定	6 ~ 8 次，少于净肤激光

全像素二代

超 皮 秒

GO
Where it
Counts

CUTERA

MAGNETIC

激光整形的术后保养和恢复期

最后要说的是激光的一个主要功能——祛斑。很多人都会有色斑的问题，这些人总会找除了激光以外的其他办法。什么祛斑膏啊、祛斑胶囊啊，甚至还有人会问水光针可不可以祛斑、热玛吉可不可祛斑。

为什么就不选择激光祛斑呢？激光不是唯一祛斑的办法，但却是最行之有效的办法。至于那些又想祛斑，又觉得激光疗程时间太长、价格太贵、恢复期太

久的人，我只能说，回家好好做你的"斑
主任"吧，不要想太多。

最后的最后，讲一下读者朋友会比
较关心的面部激光术后保养问题。

术后保养是让你减少副作用和缩短
恢复期的一个关键。不同激光治疗术后保
养的方法都差不多，无外乎就是防晒、保
湿，避免使用刺激性的护肤品；有问题时
及时复诊，少碰水，不可以抓痒。如果你
选择的是飞梭激光就更要注意，术后可能
会有红肿灼烧感，各别人士还会出现组织
分泌物和出血，会结痂，甚至少数人会有
黑色素沉淀。所以适当口服或者注射一些
氨甲环酸，都是可以的。

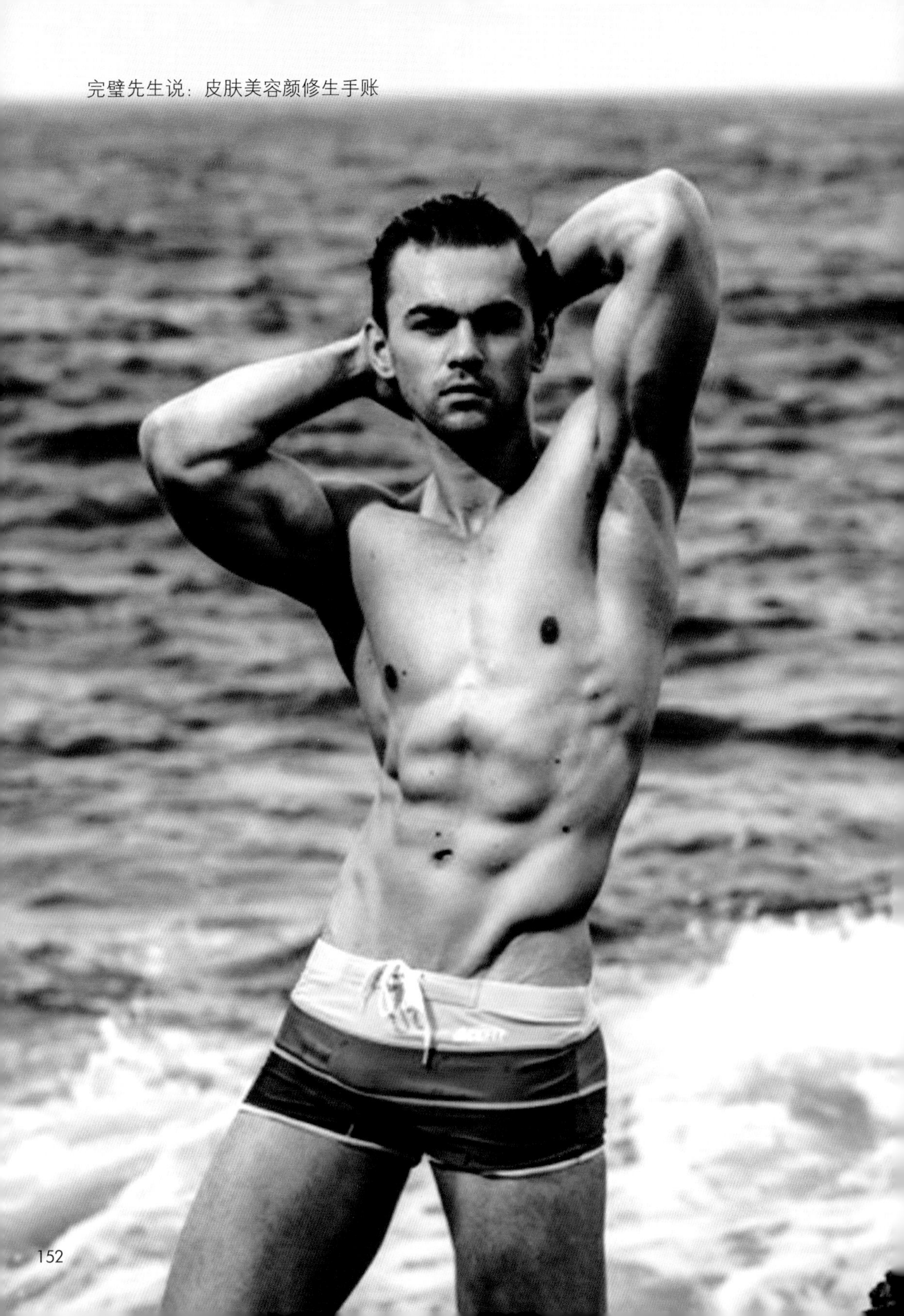

秘密花园有点儿污的话题之 G 紧激光

　　下面讲一下关于私处的问题，最近几年，G 紧激光很受外国女性的欢迎，这个害羞又有点儿污的话题，让我们抱着学医学的心态来展开一下。其实我个人觉得，每一位到了某个年纪的女性，都可以定期来诊所做一下 G 紧激光。

　　什么是 G 紧激光？其实就是利用激光，刺激阴道壁的胶原再次增生，恢复往日的弹性，从而让私处变得紧实。私处变紧除了大家都知道的好处之外，还有一个好处就是可以改善压力性的滴尿和肥胖性的漏尿情况。当然现在也有用超声刀做缩阴的，效果也非常好。

　　很多女性到了中年之后，因为盆底肌肉的变化而在大笑的时候、提重物的时候、憋尿的时候，都有滴尿的现象发生；部分女性也会因为过度肥胖、盆底肌肉松弛而出现滴尿、漏尿现象，甚是尴尬。G 紧激光就很好地改善了上述问题——恢复期非常短，也没有痛感，在不知不觉中就回到了少女时代。

　　好污的洗脑时间：放下你的脸面，不要害羞，这是医学，也是帮助你改善夫妻生活和从自己健康的角度出发的一个优秀的医疗技术。

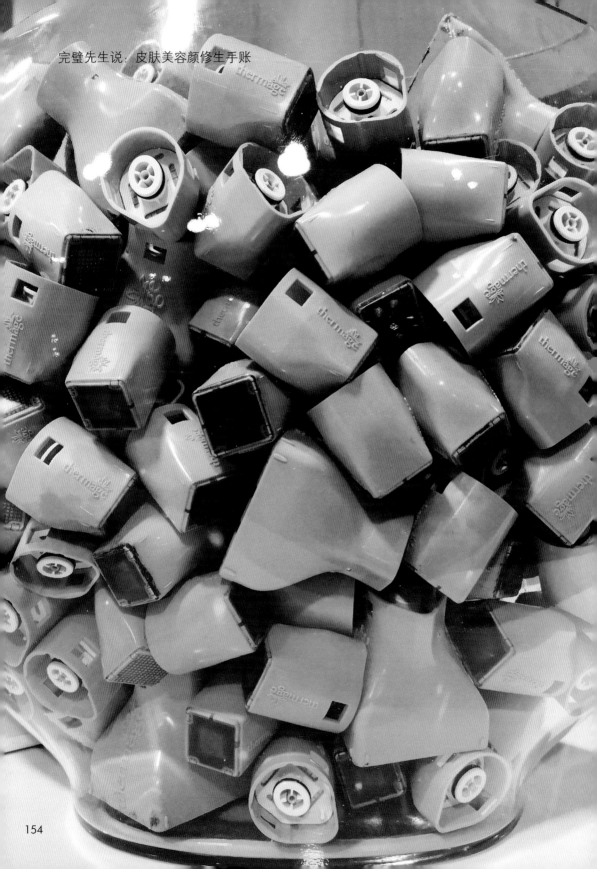

完璧先生说：皮肤美容颜修生手账

09

多功能软手术机是新的设备吗？

当你到 35 岁的时候,没嫁人、没产子、没钱、没胸、没事业,这都不算失败;只要你告诉别人你已经 35 岁了,别人的回答是:"啊!你 35 岁了?怎么可能!完全看不出来!"那你就成功啦!但如果你 35 岁了,还没嫁人、没产子、没钱、没胸、没事业,还有一张看着还像 45 岁的脸,那你真的要考虑一下,接下来的人生该怎么走下去了。

多功能软手术机这个名词好像有点儿新？因为软手术机可以媲美手术效果，但它们又不属于手术；创伤非常小，恢复期非常短，又不需要进行全麻。一台机器又可以处理很多不同的皮肤问题，所以叫它软手术机，这会是在将来比较流行的一种技术。

皮肤科医生也能操作的双眼皮提升机

下面我来介绍一台意大利产的软手术机 Plexr 吧。它主要是通过等离子的技术，让仪器和皮肤之间的空气升华，通过 1 ~ 3 次的治疗就可以达到手术效果。在现代社会，时间就是金钱，没有客人喜欢很长的恢复期，所以这台机器就很好地解决了这个问题，同时又会有很好的效果。

Plexr 最主要的功能是提升双眼皮，有些客人不想做手术、不想埋线，就可以通过这个方法，让下垂的双眼皮上提。因为操作简单、安全性高，所以皮肤科医生就可以操作，无须外科医生。

当然了，眼周细纹、口周细纹、暗疮、黑斑、瘢痕，这些也可以运用等离子技术让其得到改善。所以它是一台多功能、恢复期短而又无须麻醉的软手术机。

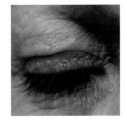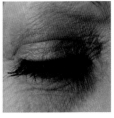

真有永久祛痘机这种东西吗？

　　我要介绍的另一台仪器是韩国的 Agnes，它是一台可以永久祛除青春痘的仪器，同时它还能治疗眼袋的松弛。永久祛除青春痘？这个听起来很酷。传统治疗青春痘的办法有外用药膏和果酸、激光、激素疗法等，但这些都只是治标不治本，青春痘还是会复发的呀。那这台仪器怎么做到永久祛痘的呢？

　　先要科普一下痘痘长成的原因。
　　一般我们所知道会长痘痘的原因有：压力太大、不注意饮食、内分泌失调、作息不规律、抽烟喝酒、处于青春期、油脂分泌旺盛、激素脸、螨虫过敏、使用错误护肤品等。可见各种原因都会让我们长痘，对吧？！

　　一些外界因素会刺激我们的皮脂腺分泌过多的油脂，然后堵塞的

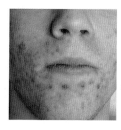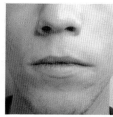

毛孔就有了青春痘，一颗青春痘又因为痤疮素的感染与传播变成了一片青春痘，最后脸上就长满了青春痘。

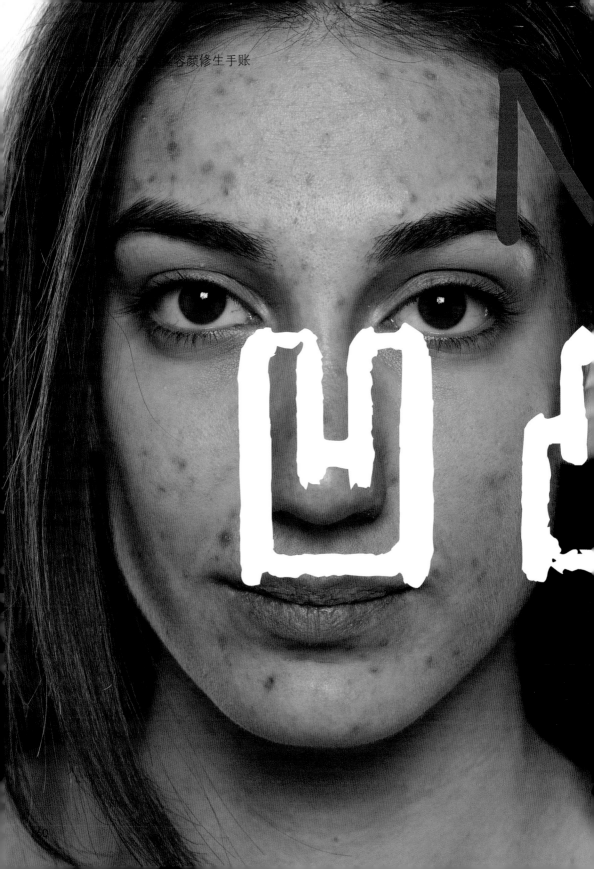

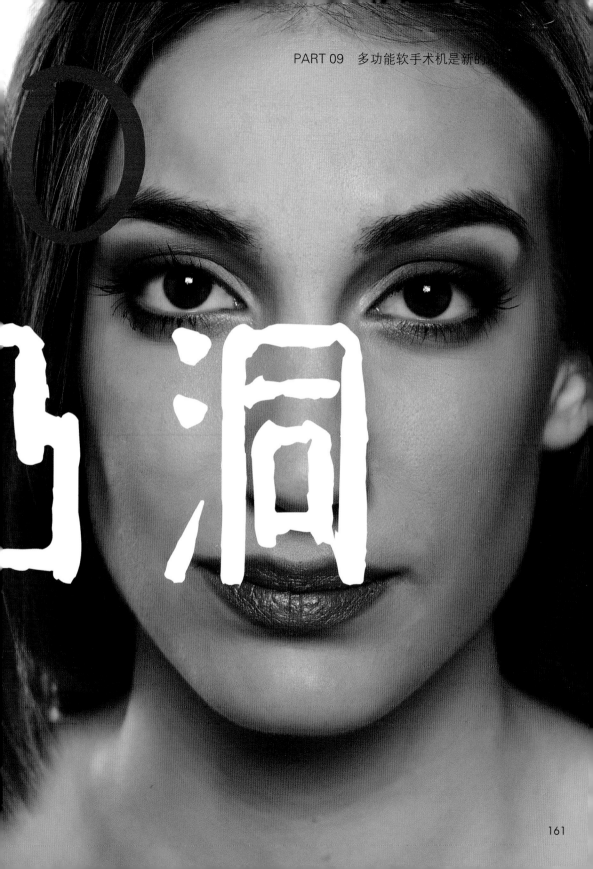

而且受环境等各种因素反复影响，我们的皮脂腺就会反复分泌油脂，反复堵塞毛孔，反复长痘。处女座的读者也许发现了其中的细节，那就是各种外界因素促使我们油脂腺分泌过多的油脂，正是引发青春痘的唯一不变因素。而其他的外界因素再多，产生的结果却还是皮脂腺的问题。

那么重点来了，如果我们把这个皮脂腺破坏了，那么无论我怎么晚睡、怎么不注意饮食、怎么处于青春期、怎么内分泌失调，那个皮脂腺都不会再分泌油脂了，因为它"死"了。所以说如果能让皮脂腺不再分泌油脂，就不会长青春痘了。这个思路你们理清楚了吗？

如果理清楚了请继续看下去，如果没理清楚就请往回看。韩国的Agnes就是利用射频穿刺的原理（放心，不会痛）把我们的皮脂腺破坏掉，让它不再分泌油脂，从而就不会再有青春痘。细心的朋友可能又发现了一个问题，我的皮脂腺被破坏了，会不会对健康产生影响？以及脸上那么多皮脂腺是要全被破坏吗？

我们脸上大概有2万个皮脂腺，但我们长青春痘的地方不会超过100个皮脂腺？所以2万个皮脂腺只是少了几十个的话，就好像一堆沙子里你偷了几十粒，根本就不会影响那堆沙子的重量和质量。

而且研究发现，虽然每个人长青春痘的地方不同，但就同一个人而言，会长青春痘的地方基本上就那几个区域，你怎么吃、怎么失调、怎么油脂旺盛，会长青春痘的地方就是那几个区域。这说明你那几个区域的皮脂腺特别敏感，特别容易出问题。当你把本来就有事没事都很容易出问题的皮脂腺去除了，那不是正好嘛，而去除那几十个有问题的皮脂腺也不会影响到你的油脂分泌。但换回来的是那些治疗过的地方再也不会长青春痘了，多高科技啊。

不开刀的祛眼袋技术

　　这台 Agnes 机器因为也是一台多功能的软手术机,所以它除了能治疗青春痘之外,还可以治疗眼袋松弛。原理是利用刺进松弛脂肪层的针头释放出射频,溶解掉多余的眼袋脂肪,让眼袋变得紧致。大家都知道手术抽眼袋会有一定的副作用,而用软手术机祛眼袋不但副作用小、恢复期短,而且没有什么痛感,多高科技啊!

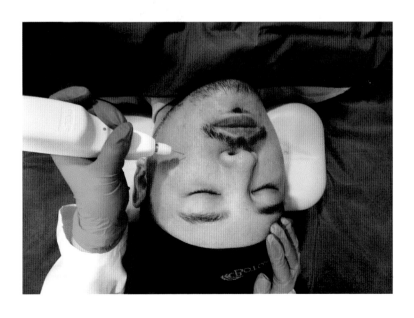

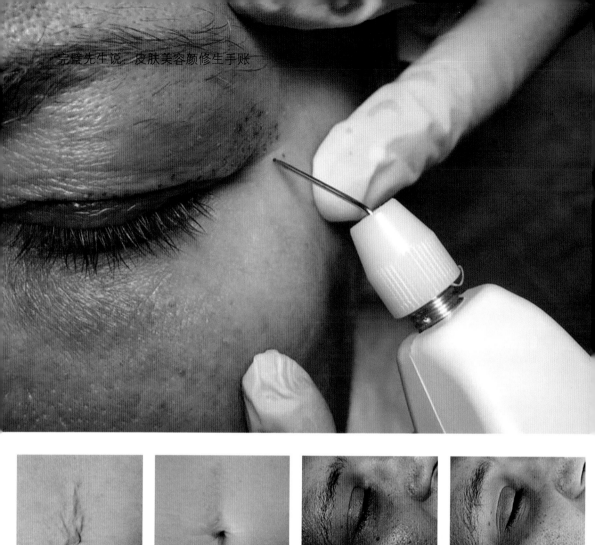

完璧先生说：皮肤美容颜修生手账

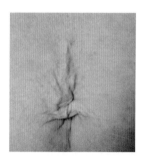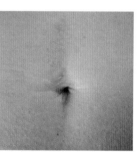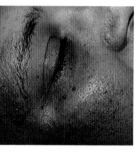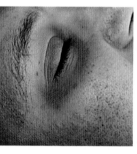

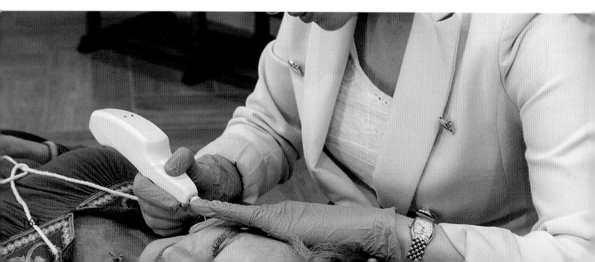

10

最糟的一些医美项目汇总

用山寨机的诊所总有 100 个理由说服你，他们用的是高端仪器。你会相信和心动也只有一个原因：蠢。愚蠢的人在意的是：便宜、折扣、赠品、好处。聪明的人在意的是: 安全、品牌、效果、品质、副作用、恢复期。你用什么样的仪器决定了你是什么层次的消费者。

　　水光针、晒白机、活氧泡泡机、水漾美肌、气动脉冲。为什么把这5台机器放在一起讲？因为这5台机器都是很好的辅助治疗的机器。它们的疗效基本上也大致相同，疗程和价格也都不会太贵，可以当作日常保养去做，起码比敷面膜有用多了。

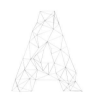

关于烂大街的水光针，
你还能讲出什么新花样

　　水光针其实就是中胚层疗法（滚针、微针、美塑疗法……名字还真多呀）的 Update 版。为什么这样说呢？先小小科普一下中胚层疗法。在医学美容还没那么发达的 long long ago，人们为了突破皮肤的屏障，让精华液等产品更直接地被皮肤吸收，就想出了用针在脸上打出无数个小洞洞，这样那些精华液等就可以通过这些小洞洞到达皮肤里面。

　　我们会选择不同产品来治疗不同的皮肤问题，比如毛孔粗大、暗沉、青春痘等；后来随着医学技术的进步，人们发明了水光枪、水光针、水光仪。反正说穿了就是通过打针的方式把精华液和药液直接注射在表皮和真皮层中间。这个方法完善了之前用滚针会太浪费药液的问题，毕竟滚针滚一下，只有一小半的药液会进入皮下，一大半的药液却会流失。

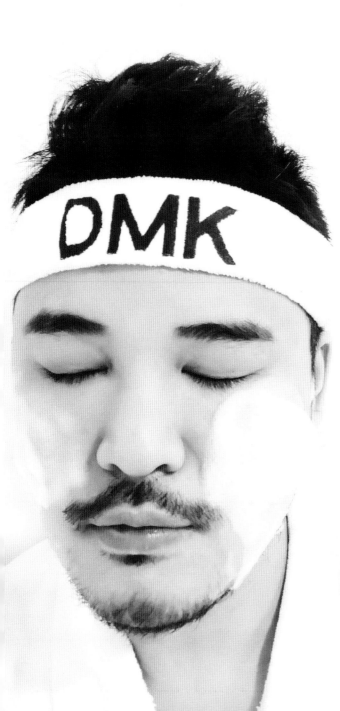

所以直接注射进去会更直接，每针下去的量都一样，每针下去的深度都一样。无论你用哪个品牌、哪个厂家、哪个国家产的水光仪，都没太大差别，因为这只是一个给药途径，一个把药液注射入皮肤的方法而已。

那注射水光针的关键是什么呢？关键的是注射到你皮肤里面的药液到底是什么。单纯的玻尿酸？还是玻尿酸加精华液？还是玻尿酸加PRP血清？还是其他液体？这才是影响治疗好坏的重要因素。水光针就是把你日常买的保养品直接注射到你的皮肤真皮层，这样做有什么好处呢？因为你就算把你买的那些昂贵的面霜吃下去，也不可能到达你的皮肤真皮层；你买再昂贵的面霜，也只能停留在你的皮肤基底层。

什么叫皮肤基底层？听着好像是狂拽炫酷嗲炸天的名字——基底耶！不就是最底层吗？其实不然，再基底层也只是表皮。我们脸上的表皮有4层，最上面的是角质层，最下面的叫基底层。所以你搽了半天，看了半天的护肤品广告，以为那些产品可以搽到你的真皮层，你又很傻很天真了吧，因为那些面霜只能渗透到表皮的最后一层而已。所以，怎么让真正胶原蛋白最多、胶原纤维最丰富的真皮层搽到保养品呢？那就是注射水光针啦。

至于什么痛不痛啦，恢复期长不长啦，还会问这种问题的人，是真的还没真正在意自己形象的人。这种变美的小牺牲都不肯付出的人，还有什么资格说自己爱美啊？至于效果，除了要定期、长期注射之外，别指望靠搽保养品在真皮层就可以搽出奇迹，搽出未来。

如果你只是把水光针看作比保养品更高级、更深层、更直接的保养皮肤的方法的话，我觉得目前来说很难找到更合适的产品了。如果你指望靠打水光针就可以祛斑、祛痘、黑皮变白皮、零毛孔的话，那你还是省省吧。至于要不要定期打水光针，我个人觉得是非常必要的，因为起码比起买的那些保养品更直接有效多了。

最后要补充的是，水光针除了可以打在脸上，还可以打在头皮上；加入一些促进毛发生长的药水或者肉毒素，是可以让你的脱发问题有所改善的。

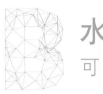

水 漾 美 肌
可以杀死皮肤螨虫

水漾美肌又是什么？水光针的姐姐吗？还是妹妹？你会不会想太多。虽然大家都姓水，但作用是不一样的。水漾美肌在韩国非常流行，英文叫作 AquaPeel。

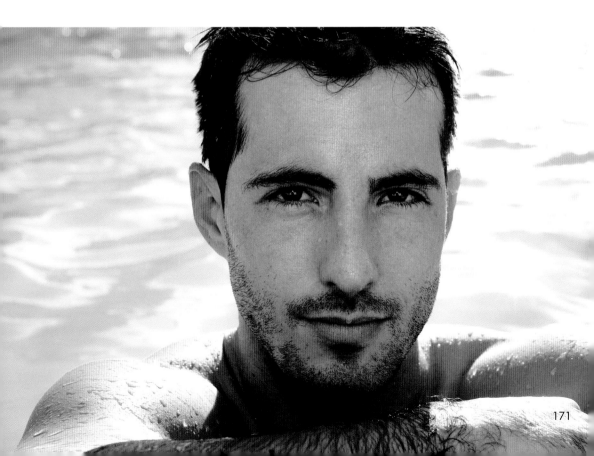

科普时间

科普下螨虫是什么。

螨虫也叫蠕形螨，

寄生于多种哺乳动物中，

包括人的毛囊和皮脂腺中，

是一种永久性寄生螨。

寄生在人体的螨虫所引起的慢性炎症叫蠕形螨病，

临床表现为面部或背部等皮脂溢出部位出现

红斑、丘疹、脓疱、结痂、脱屑。

水漾美肌的原理

其实很简单，就是用 3 种不同成分的低浓度酸（类似化学焕肤的原理），运用负压吸附的技术，把你毛孔里面的脏东西都带走。它是一台进行深层清洁的仪器。

因为我们单凭一般的卸妆、洗脸，很难把黑头、螨虫和角质彻底清除干净。但是水漾美肌仪器是用酸去洗你的脸（别惊讶，又不是硫酸，不用那么紧张；不会死，甚至也不需要什么恢复期），这样就可以把螨虫、黑头、大气中的雾霾灰尘、过多的油脂、残留的化妆品、角质及其余排泄物等快速有效地排出皮肤。是不是很有效呢？每个月做 1 ~ 2 次，这样的深层清洁还是挺有必要的。

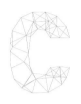

活氧泡泡仪
真的就好棒棒

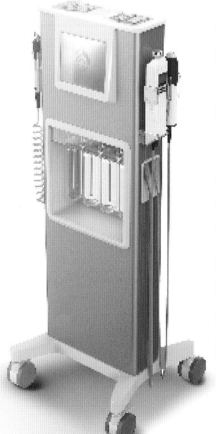

活氧泡泡仪是我比较喜欢推荐给爱去美容院的朋友，在诊所里也可以做的美容护肤项目。因为过程非常舒服，味道非常清新，顾客感受非常好。而且重点是，同样是 1 小时的护肤，效果要比在美容院按摩几下脸，再敷 1 张面膜有用多了。重点的重点，是价格还不贵。

活氧泡泡仪是一个集 4 种功能于一身的多功能平台机。它有 4 个探头，分别是 TriPollar 3D 网状环绕电波探头、OxyGeneo 活氧泡泡探头、Ultrasound 洁奈音波探头和小气泡探头。它们分别可以提升肌肤的紧实度、减缓皱纹的产生、替肌肤去除角质并导入活性成分，使肌肤由内向外产生活氧，让皮肤对于所需活性养分有最大的渗透性。光听介绍是不是就很帅气了？

除了大部分皮肤都可以用它来做日常保养之外，它还特别针对以下肤质问题，颇有疗效：

缺 氧 肌

内在的作息失调、工作压力、饮食习惯欠佳；外在的脏污空气、气候转换，甚至年龄老化（从 30 岁起，肌肤含氧量会减少 25%）。

脸部暗沉疲惫

肌肤含氧不足，让细胞从丰盈变得干瘪。

黑眼圈加重

加班熬夜，肌肤细胞内的血液循环缓慢，供氧不足，导致色素沉淀问题更严重。

吸收力下降

细胞毫无活力，养分无法被完全吸收。

痘 痘 生 成

痤疮素为厌氧菌，只要毛孔阻塞、毛囊缺氧、皮脂腺不断分泌油脂，此菌便容易繁殖，然后感染、出痘等问题便会接踵而来。感染甚至会促使黑色素细胞产生黑色素，长期累积会导致肌肤暗沉、出现斑点等。

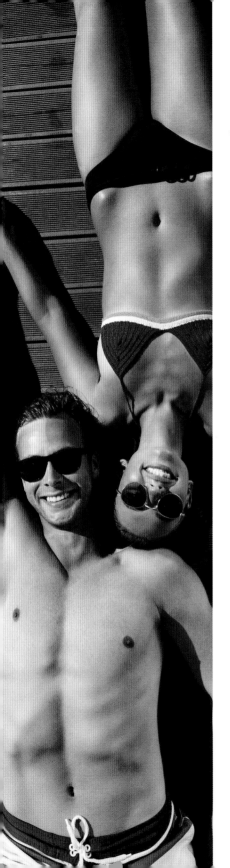

Pura 半永久多功能美白机
不叫驻颜粉底

Pura 半永久多功能美白机，在中国台湾叫晒白机，在韩国就叫半永久白皙机，在中国大陆可能叫 3D 智慧定点透白机。Anyway，叫什么不重要，重要的是它能干嘛。其实看名字就知道了它是美白的仪器。一白遮百丑，美白真的是亚洲女人的终身使命。但遗憾的是，皮肤的颜色是天生的。

美白针再怎么打，也不会让米高积逊变成米高舒密加的肤色的。面膜和面霜如果铅汞不超标话，那就更不可能使皮肤立刻白了。那如何才能白？就要擦粉底液了。但粉底液维持的时间不长，洗脸就没了。如果约会遇到下雨天湿了脸，就更是尴尬了。

想 24 小时都自带底妆、拥有完美肌肤吗？去用 Pura 美白机吧，做一个疗程大概可以维持 2~3 个月的裸妆效果。它不会让你有惨白甚至白得不自然的感觉；它就像给你的脸擦了粉底液，让你 24 小时都处于待妆状态，

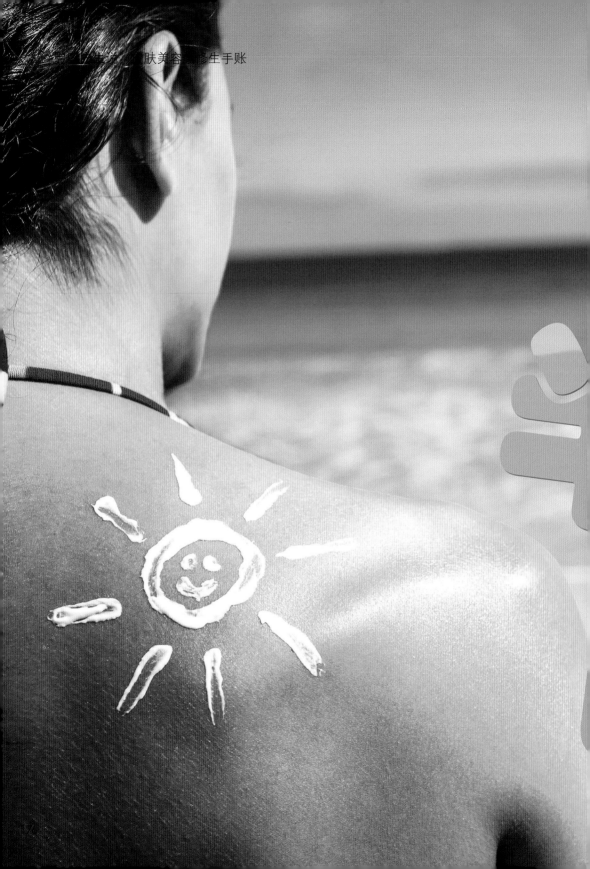

summer

babe

sweet

注目！！

.........Alle wi love

Summer fun

永久伺白肌

不怕卸妆。它所含的美白成分也非常安全，不但可以做脸，更可以全身美白。

你的婚纱照可以 PS 出白皙肌肤，但你婚礼当晚总不能让来宾看 VCR 吧？所以在婚礼前去做一个晒白疗程，就可以让你在婚礼当天，真人全身上下都白得很自然、很完美。当然，相亲夜、派对夜之前都可以去做美白疗程。

如果经济条件允许的话，可以每 3 个月做 1 个疗程晒白机美白，那你一整年都可以展现出自然白。那为什么说它是安全又有效的？以下简单地介绍一下晒白机的背景：

晒白机由意大利一家历史悠久的知名设备厂商所研发，是全球最著名的一种全自动美白与美黑两用的高端仪器。是的，没错。大名鼎鼎的晒黑机也是这家公司发明的，还真的很会赚钱，"黑道、白道"一起赚。

它独有的快速细胞活性美白元素可以直接改善肤质的美白指数，修复紫外线给皮肤造成的伤害，提升表皮的免疫力，让肌肤细滑触感指数提高 200%。同时又是能美白肌肤的智能型美肤神器，绝不是网上传的那些用滚针导入的驻颜粉底所能媲美的。

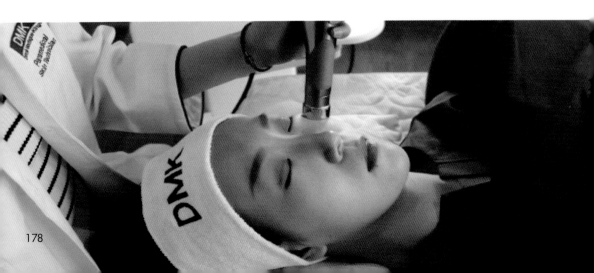

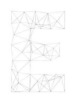

气动脉冲
传　说

我们先来看一下气动脉冲（JVR 动能真皮重塑技术）的官方科普原理。JVR 动能真皮重塑技术是使用机械式气体动能的无针注入专利，以超高速喷射方式让注入液体剥离，产生无数个纳米化粒子。这些"纳米子弹（Nano Bullet）"射入真皮层至筋膜层，高速向下横向分散，与皮肤真皮细胞轻微碰撞，形成若干个微创伤口，诱发自我修复能力，新生胶原蛋白与弹性纤维，便能达到增加肌肤厚度与塑形的目的。

看不懂吗？没关系，我们用通俗的语言解释一下，就是把液体装在一个像水光枪一样的机器里面，然后利用压力把这些液体喷射进你的皮肤里面。现在你会有 2 个问题，第 1 个：装在里面的是什么液体？第 2 个：喷进去干嘛？

装在里面的是什么液体？可以是精华液，可以是玻尿酸，可以是葡萄糖水，这些液体可以根据你的需求去选择，反正不要装毒药在里面就可以了。这些液体会像胰岛素针一样，通过高压喷射打进你的皮肤里。当然了，官方解释会说喷的过程有多高科技，喷出来的液体有多纳米，但其实就是喷进去却没有使用针刺的方式。

喷进去干嘛？那就是看你选的材料有什么作用了。放玻尿酸就是玻尿酸的作用，放精华液就是精华液的作用，就这么简单噢。官方号称可增进细胞组织的深层保湿度，借此抚平细纹、缩小毛孔、紧致拉提、细嫩肤质；国外临床应用中更可见治疗陈年痘痕、妊娠纹、生长纹等适应证，其原因也是因为加入的这些液体有这些作用罢了。我们常说，可不可以治疗是一回事，治疗效果好不好又是另外一回事，所以就可以治疗的范围来说，并没有什么不妥的地方。

市面上比较流行的是 Air Jet 和 Ener Jet 这两个品牌，其实类似的技术和原理我们早就应该见识过了，比如糖尿病患者的无针胰岛素针，比如口腔注射麻药用的无针注射器，比如无针水光，以上全都是利用气压的原理把精华液和药液"冲"进皮肤里面。所以到底是不是什么高科技、新技术？到底有没有效果？宝宝知道，但宝宝不说。

因为有时候一个产品好不好，对于商家来说是看它有没有卖点，能不能赚钱。而对于消费者来说，则是看它有没有效果、恢复期是不是短。前者我们不谈了，后者关心的恢复期、注意事项等问题，其实网络上也早已有了很多的介绍和帖文。大家也可以去诊所询问医生或者发邮件向原厂家咨询，这都非常容易。我要说的只是相对来说，这台机器还算是安全的仪器。只是……怎么样？以为我要说的是效果吗？其实我要说的是这本书怎么样？有没有让你觉得有所收获？都说好的东西要结束在意犹未尽的时候，所以现在就要在不知不觉、莫名其妙中快速收笔咯。

没有 Encore，谢谢大家阅读。

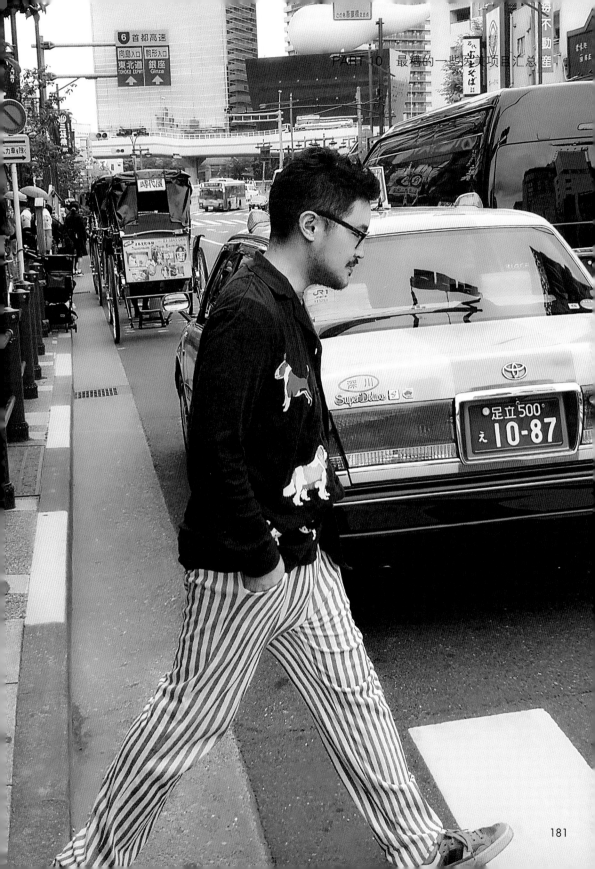

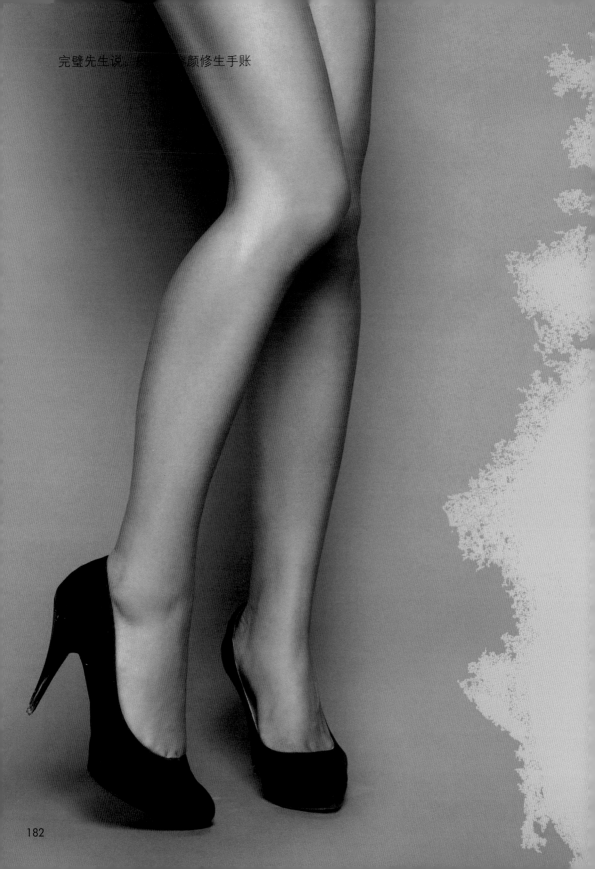

完璧先生说⋯⋯养颜修生手账

医疗脱毛

轻便的方法

本书中所涉及的内容不一定就是客观事实，仅是本人这些年来根据自己所见、所知得出的个人意见，所以读者朋友也请酌情分析，理性阅读。如果文字内容有让您感到不舒服的地方，请见谅。本书如对任何人造成困扰及影响，本人在此表示歉意。

既然是彩蛋，就是要跳脱传统图书的结尾模式，来个彩蛋 123part 咯。那下面的彩蛋就是告诉大家一些很想让人翻白眼的常见问题，感受一下那些无知的消费者是怎么把医生折磨死的。

以一个想做 Ulthera 音波拉皮的客人来咨询为模拟案例，遇到这样的客人，其实每一个医生的内心都是崩溃的。

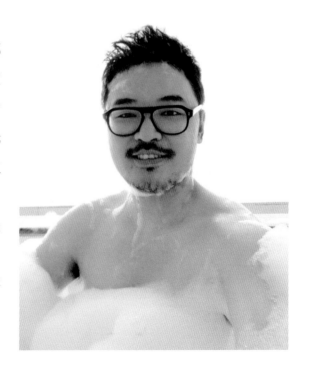

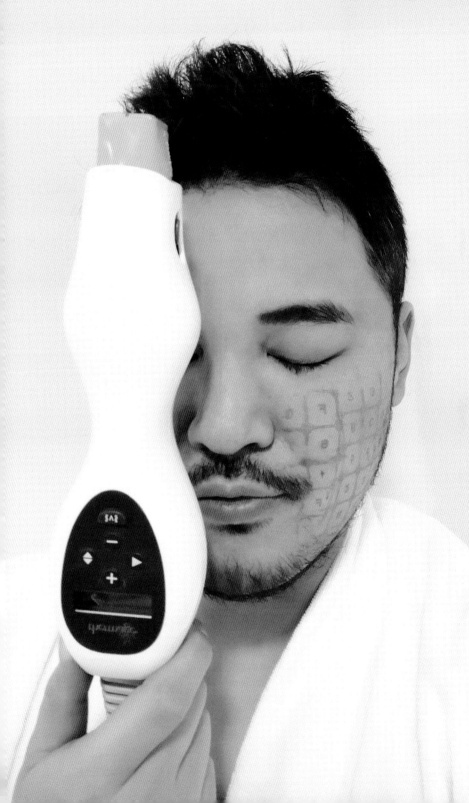

提　　问：我想做 Ulthera 超音波拉皮，对人体有害吗？痛吗？有恢复期吗？

回　　答：超音波就像 B 超一样，孕妇生孩子都可以做 B 超了，所以做脸的超音波只要在受厂家培训过的医生那里做，基本上都是安全的，只是跟照 baby 的 B 超相比，它是聚焦的 B 超。

内心 OS：一下子问那么多，要我怎么回答？这些东西百度不都有吗？自己不会看哦。

提　　问：你们医院的超声刀是正宗的吗？听说又分医疗版和美容版？还有什么原厂贴牌版？我要做美国版的，要专业的医生做，你们医院有专业的医生吗？

回　　答：我们医院的仪器是美国版的 Ulthera，我们的医生都是受过原厂培训的。美国原厂的机器并没有分医疗版和美容版，您可以去原厂官网求证的。

内心 OS：医疗版、美容版，还分韩版、欧版，男版、女版了，你当是买衣服啊？谁说什么都信，不会自己看官网哦。就算我不是专业医生，也不可能告诉你，亲爱的我不是专业医生的，好吗？

提　　问：我的脸特别松弛，嘴角还有赘肉，法令纹也显老，脸下垂得厉害，还有眼睛也没年轻的时候那么精神，我做超声刀是不是有用啊？

回　　答：超声刀可以增加胶原蛋白，恢复肌肤弹性，让松弛的脸上提。但如果非常非常非常松弛的客人，可能还要配合其他治疗项目，比如填充、肉毒素或者埋线等。

内心 OS：都老成沙皮狗了，那你的人生也只有 3 种选择了，要么拉皮手术，要么就继续丑着！

提　　问：那医生，超音波、埋线、拉皮、抽脂、肉毒素，哪一个适合我？

回　　答：你要年轻 10 岁当然是综合治疗，都做；你要年轻得自然，那就可以适当地选择去做。

内心 OS：你都做吧，都已经老成这样了，还指望做一个项目就回春。那么有能耐，你怎么不上天呢？

提　　问：医生，你做超音波的手法好吗？你是专业的吗？还是跟其他医院一样包装出来的？

回　　答：手法的部分只要根据原厂培训的要求做，都是没有差别的，网上一些什么双机打法、滑动打法、提拉打法，其实都是噱头。

内心 OS：如果一台机器根据不同医生的不同操作手法便会产生不同的效果，没有统一的操作标准，而不是机器本身使用一种标准就可以达到宣传效果的话，那也没有 FDA 会给这台机器发证书了。都发给人好了，某某医生做有 FDA，某某医生的打法有 FDA 了。

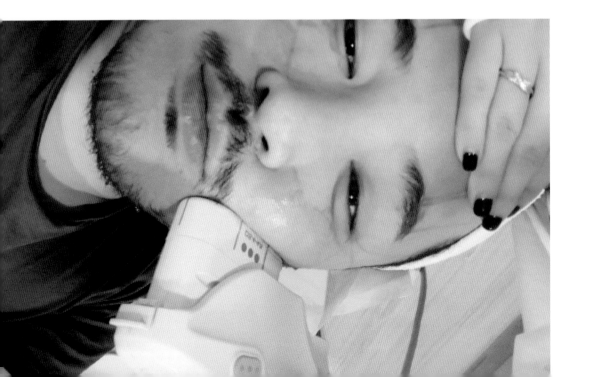

提　　问：那人家医院宣称有专业的打法，你这里没有，我做完不就没效果啦？

　回　　答：正规医生说话十分谨慎，很多话模棱两可，不检查、不咨询的话从不轻易下结论。不敢保证你效果的一般都是正规医生，非正规医生通常都夸夸其谈，还没看你本人就口若悬河，动不动就告诉你这是美国新技术，保证你做了就有效果。服务态度好得一塌糊涂，都快要给你跪下了的一般都是江湖游医。

　内心OS：我是医生又不是神仙，我也不是你爸，也不是你妈，更不是你老公、你肚子里的蛔虫，我怎么知道你做完会有什么效果！不同的个体对同一台机器的反应都不同，你不做，我怎么知道啊？

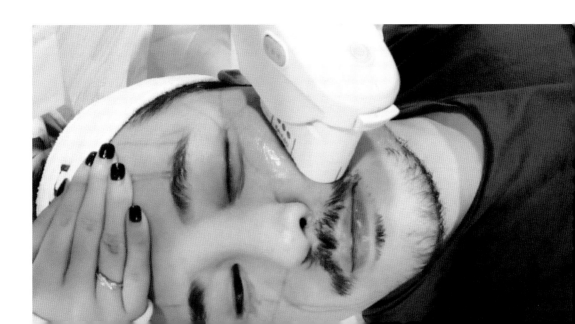

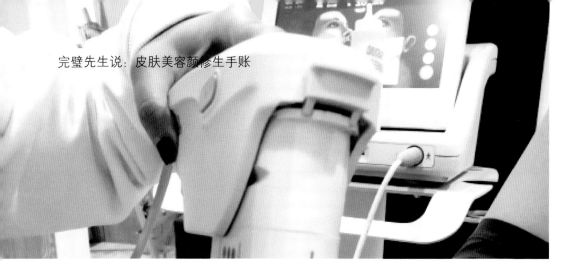

提　　问： 那医生你站在不是赚钱的立场,把我当亲人,告诉我,如果我做超音波会有效果吗?

回　　答： 如果 1 台机器给 100 个人做完,有 80 个人有效果,那我们就可以说这台机器可以治疗 XX 疾病。但就算同样年纪、同样居住地、同样性别、同样生过孩子的女性,让同一个医生用同一台机器操作,也可能出来不同的效果。你不做,永远都不知道自己是不是那 80 个里面的其中 1 个;但就算你做了以后是剩下 20 个人里面的 1 个,你也不能说这台机器骗人、无效。那只能说不适合你这个个体而已。

内心 OS： 听不懂人话吗?都已经回答过的问题还要问!这就好比同样是感冒,同样是女孩子,同样是由病毒引起的,同样住在中国香港,但你让同一个医生开同一种抗生素,它们治愈的效果也是不一样的。有的人吃一种抗生素就好了,有的人吃了也没用,但你能因此说这个抗生素不是抗生素?所以这种问题问出来有意义吗?

190

提　　问：那医生你说我到底要不要做极限音波啊？

回　　答：我们脸上的胶原蛋白在你 18 岁以后就不会再增加了，25 岁以后就开始流失了。如果你想保养得好，可以开始做了。

内心 OS：如果你今天花出去的钱没有影响到你下个月的生活，那你就做呀！你不做也只是越来越老，不可能越来越年轻，你还指望逆生长啊？只会越来越丑，好吗？！

提　　问：那它到底痛不痛啊？我怕痛、怕恢复期、怕副作用。

回　　答：所有的痛感都是在可以接受的范围之内的。

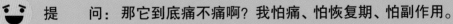

内心 OS：你什么都怕，就是不怕丑！又不想痛，又想便宜，又想有效果，又不想有恢复期，又担心这儿、担心那儿，那你干脆继续丑着好了。

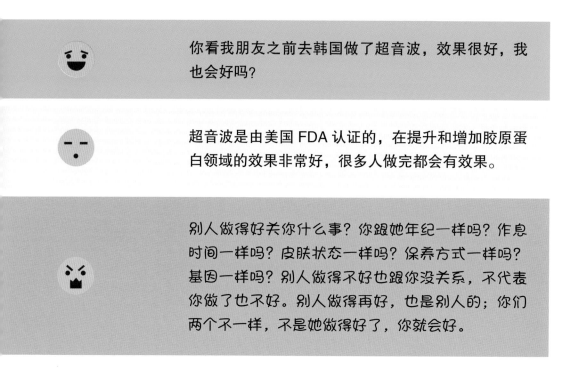

你看我朋友之前去韩国做了超音波，效果很好，我也会好吗？

超音波是由美国 FDA 认证的，在提升和增加胶原蛋白领域的效果非常好，很多人做完都会有效果。

别人做得好关你什么事？你跟她年纪一样吗？作息时间一样吗？皮肤状态一样吗？保养方式一样吗？基因一样吗？别人做得不好也跟你没关系，不代表你做了也不好。别人做得再好，也是别人的；你们两个不一样，不是她做得好了，你就会好。

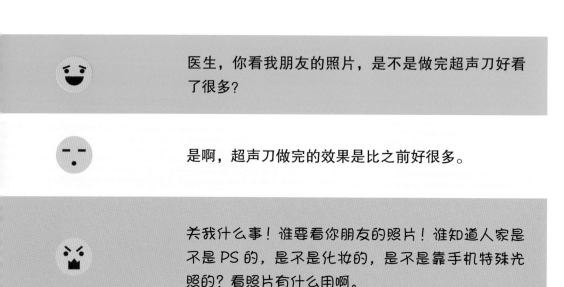

医生，你看我朋友的照片，是不是做完超声刀好看了很多？

是啊，超声刀做完的效果是比之前好很多。

关我什么事！谁要看你朋友的照片！谁知道人家是不是 PS 的，是不是化妆的，是不是靠手机特殊光照的？看照片有什么用啊。

超音波没风险吧？不会毁容吧？我可是要上班工作的。

 对于您所担心的问题，已经有几百万个案例替您证实了它的安全性了。当然，任何项目都是有风险的，只要您找对医生、找对机器、配合好医生，风险是可以大大减低的。

 就你上班工作？人家还拍电视、拍平面照、每天直播，靠脸赚钱呢！大家都已经在等 IPhone11 了，你还在考虑要不要安卓系统换苹果系统。

 电视上毁容的案例也很多，我怕死。

 他们又不是做毁容的超音波，您看到的都是打假肉毒素、打假玻尿酸、做假仪器的。

 你咨询的是超音波，你管人家假肉毒素、假玻尿酸打死人的案例干什么，也真的是操碎了你的心了！你怎么就不怕松、不怕老、不怕丑呢！

与老、丑、松相比，我更怕痛！真的不痛吧医生？

我没说不痛，我只是说所有的感觉都是你可以接受的范围。痛感分 10 级，1 级也叫痛，10 级也叫痛，4 级以下的痛都是痛，但你都能忍受得住。

那么怕痛，就不要做啊！又不想付出，又想得到回报，想得太美了吧？

他们说脸胖一点儿的人做超音波会比较不痛，我以前很瘦的，现在胖了，所以是不是就不痛了？

肉多一点儿会比皮包骨来的感觉好一点儿，但每个人的痛感不同，所以也不能一概而论。

谁关心你胖了还是瘦了，没人会在乎"啊，你以前好瘦啊。"人家只会说："啊，你现在怎么那么胖！"这就是人生。谁年轻的时候没瘦过？你胖了，关我什么事。

做超音波会上瘾吗？不做是不是会越来越差？

 不会的。

 见过自己好看了，谁能接受自己丑？不是机器让你上瘾的，而是你通过机器逆龄得美丽了，当有一天还原成你本来的样子的时候，你自己接受不了罢了。并不是说机器让你更丑了，机器效果结束的时候你只是回到本该有的样子而已。

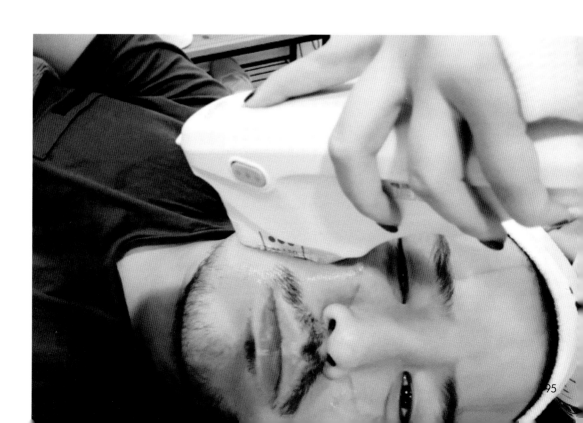

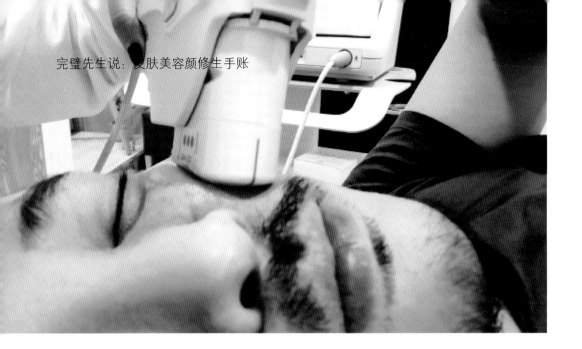

完璧先生说：皮肤美容颜修生手账

医生还好有你给我科普那么多，现在整形文盲真的很多，你要多科普一下。

你可以看我的新书《完璧先生说：皮肤美容颜修生手账》。

文盲其实很好教育，因为是一张白纸，你说什么他都会听；聪明的人也很好教育，因为你一说，他就明白道理。最烦人、最难教育的就是你这样的"读书人"，有了点儿文化、读了点儿书、有了点儿意识，但其实什么也不懂。疑心病特别重，总以为别人说的、网上写的、书里看到的就一定符合自己，然后脑子里汇集了各种问题，看了各种文章，接受了很多错误信息，并且形成了自己的观念，然后带着各种疑心病的问题。医生怎么回答你，你都保持怀疑，觉得怎么跟网上看到的不一样？怎么跟别人说的不一样？怎么跟我知道的不一样？最后继续把各种无关紧要的问题问出来，你这种客人才是最烦的。

医生，真的不要吃胶原蛋白吗？我怕没效果，还怕痛，反正就是怕。

 真的不用吃，你一定要吃的话，你也可以吃其他任何一家品牌的胶原蛋白，吃燕窝、吃猪皮都一样的。

 我还能说什么？要不然你告诉我你想听什么答案，你告诉我！然后我复述给你听，你就高兴了？

 那为什么我怎么搜索网页，关于超音波的内容下面都有这个胶原蛋白的广告，如果不是连体的，为什么会到哪里都能看到？

 因为他们给的广告费够多。

 通常各国胶原蛋白的零售价都在200元人民币左右，这个牌子的胶原蛋白却卖2000元人民币，你用脚指头想一想，它能不到处出现么？

万一这种纯度高，效果更好呢。

那就是传销。

可以打去网站广告部问吗？这种问题关医生什么事！

医生，我不想做得很夸张、脸很尖像蛇精，我不想做网红脸！

放心吧，不会的，我们都会根据客人的要求做调整。

看看你那张脸好吗？有什么基础和资本可以变尖？真要是有一台仪器可以让你不痛、没恢复期、又便宜、不手术、不麻醉，就让你的大饼脸变网红脸，那不收你10万元还真不想帮你做了，不要想太多了，大姐。

医生你确定不痛哦。我真的很怕。

 （微笑）不痛啊，可以忍受的。

 你竟然说不痛！然后微笑。

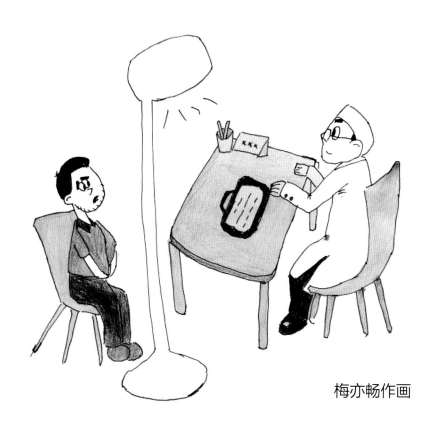

梅亦畅作画

图书在版编目（CIP）数据

完璧先生说：皮肤美容颜修生手账 / 修桑著. —沈阳：辽宁科学技术出版社，2019.1

ISBN 978-7-5591-1007-7

Ⅰ . ①完… Ⅱ . ①修… Ⅲ . ①美容—整形外科学 Ⅳ . ① R622

中国版本图书馆 CIP 数据核字（2018）第 248146 号

出版发行：辽宁科学技术出版社
　　　　　（地址：沈阳市和平区十一纬路25号　邮编：110003）
印　刷　者：辽宁新华印务有限公司
经　销　者：各地新华书店
幅面尺寸：170 mm × 230 mm
印　　张：12.5
字　　数：150 千字
出版时间：2019 年 1 月第 1 版
印刷时间：2019 年 1 月第 1 次印刷
责任编辑：凌　敏
封面设计：田　博
版式设计：田　博
责任校对：尹　昭　王春茹

书　　号：ISBN 978-7-5591-1007-7
定　　价：48.00元

投稿热线：024-23284363
邮购热线：024-23284502
邮　　箱：lingmin19@163.com
http://www.lnkj.com.cn